Inh

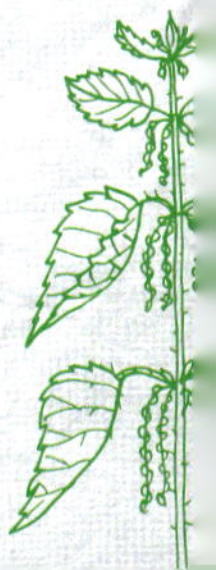

Vorwort von Ruediger Dahlke

Simone Vetters ist nicht nur eine begnadete Kräuterfee, sondern auch Fastenleiterin und Ernährungsspezialistin. Ich kenne sie von gemeinsamen Fasten-Wander-Wochen, wo sie uns die Kräuter als Schätze von Mutter Natur nahebringt.

Tatsächlich sind Verunsicherung und Entfremdung von der Natur inzwischen so groß, dass Ängste aufkommen, wenn es darum geht, »Grünzeug« für den morgendlichen Smoothie zu sammeln. Das ändert dieses Buch nachhaltig, indem es die acht wichtigsten, häufigsten und am einfachsten zu bestimmenden Wildkräuter so darstellt, dass sie wirklich auch jeder Großhirn-Akrobat und Großstädter finden und erkennen kann.

Smoothies könnten heute so viel zum Besseren und Leichteren wenden. In einer Zeit, die so viel hochverdichtete Industrienahrung mit viel zu vielen Kalorien aufdrängt, sind aufgeschäumte, unverdichtete Smoothies in vieler Hinsicht ideal. Sie füllen, ohne viele Kalorien zu enthalten, und können so gut schmecken, wenn sie richtig gemacht die richtige Pflanzenmischung enthalten.

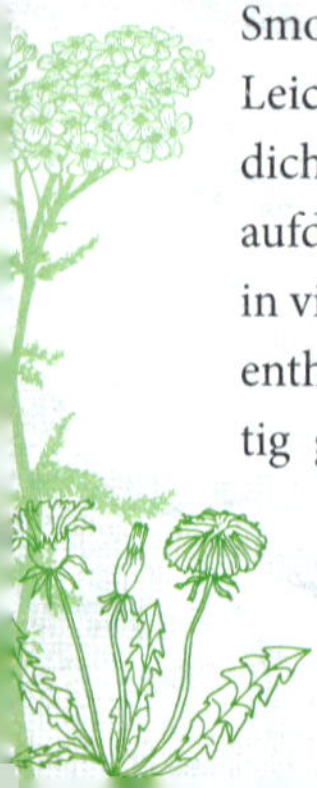

Simone Vetters

Smoothie-grün

Superfoods vor der eigenen Haustür

8 Wildkräuter, gesund und heilkräftig

Schirner Verlag

Die Ratschläge in diesem Buch sind sorgfältig erwogen und geprüft. Sie bieten jedoch keinen Ersatz für kompetenten medizinischen Rat, sondern dienen der Begleitung und der Anregung der Selbstheilungskräfte. Alle Angaben in diesem Buch erfolgen daher ohne Gewährleistung oder Garantie seitens der Autorin oder des Verlages. Eine Haftung der Autorin bzw. des Verlages und seiner Beauftragten für Personen-, Sach- und Vermögensschäden ist daher ausgeschlossen.

ISBN 978-3-8434-5131-4

Simone Vetters:
Smoothiegrün
Superfoods vor der eigenen Haustür
8 Wildkräuter, gesund und heilkräftig

Umschlag: Silja Bernspitz, Schirner, unter Verwendung von #282687281 (© goa novi), #311315804 (© Foxyliam), #135451889 (© zoryanchik), #135680561 (© zoryanchik), www.shutterstock.com
Layout: Simone Fleck, Schirner
Lektorat: Kerstin Noack, Schirner
Printed by: Ren Medien GmbH, Germany

www.schirner.com

1. Auflage Februar 2016

Das garantieren die Rezepte der Autorin. Notwendig ist außerdem ein Hochleistungsmixer – und auch für diese Geräte ist Simone Spezialistin. Was die Pflanzenauswahl angeht, ist sie als kreative Kräuterkundige ebenfalls erste Adresse. Statt exotischen, die Gesundheitsszene überschwemmenden Superfoods geht es hier um die einheimischen und eigentlichen Stars unter den Grünpflanzen. Da konkurrieren Brennnessel und Löwenzahn um Platz eins, und regional und saisonal sind selbstverständlich.

So ist dieses kleine Büchlein ein wirklicher Glücksfall. Es wird nicht nur Unsicherheiten beim Pflücken beenden, sondern auf einfache Weise Gesundheit und Wohlbefinden verbreiten und Schritte zum Idealgewicht fördern.

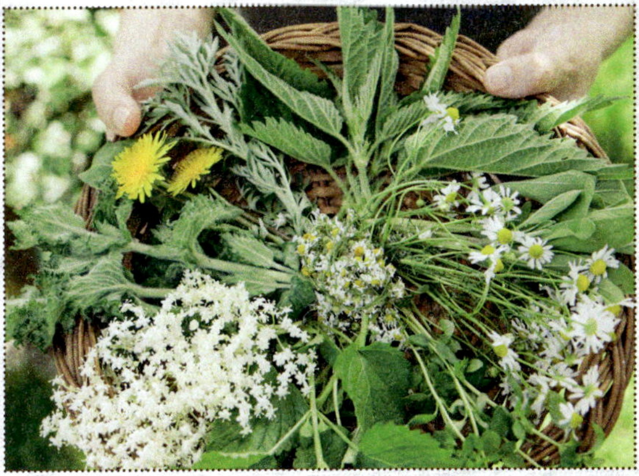

Einleitung

Inspiriert wurde ich zu diesen Kräuterportraits, weil ich immer wieder gefragt werde: »Huch, kann man das wirklich essen? Ich dachte, das sei giftig ...« Man muss sich schon wundern, was wir uns alles als gefährlich und ungenießbar verkaufen lassen, bei gleichzeitig blindem Konsum von wirklich ungesunden, stark verarbeiteten Nahrungsmitteln.

Sehr gut erinnere ich mich, dass ich als Kind ab einem bestimmten Alter das Bedürfnis hatte, Gras und Getreidehalme auszukauen. Getreidegras – und erst recht Wildgras – hat sehr viele essenzielle Nährstoffe, und sein Saft ist in starken Wachstumsphasen hervorragend geeignet, um unseren gesamten Nährstoffbedarf zu decken. Kaum ein verarbeitetes Nahrungsmittel schafft das so gut. Doch was taten die Erwachsenen? Erschreckt riefen sie: »Lass das! Da sind gefährliche Sporenpilze drin!« Meine Eltern muss ich hier in Schutz nehmen, sie vermittelten mir und meinen Geschwistern wundervolles Pflanzenwissen – aber andere Leute auf dem Dorf reagierten so. Sporenpilze – was soll das überhaupt sein? Es gibt Pilzsporen. Ich habe ein Botanikstudium hinter mir und erkenne: Diese Menschen hatten schlichtweg nicht die geringste Ahnung. Etwas ernüchtert ließ ich damals jedoch das

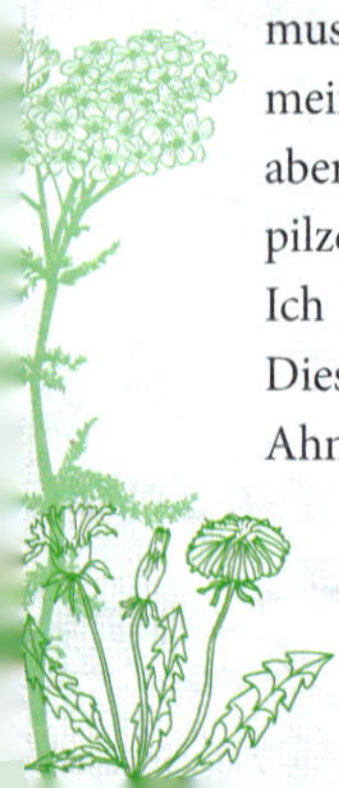

Auskauen der Halme. Aber im gleichen Alter war mein Drang, Pflanzen besser kennenzulernen und verwerten zu können, so groß, dass ich irgendwann überglücklich ein kleines Bestimmungsbuch in unserer Bibliothek fand und mich damit nun öfter in die Wiesen begab. Ab diesem Zeitpunkt konnten mir die Ermahnungen nichts mehr anhaben, denn ich wusste jetzt selbst Bescheid.

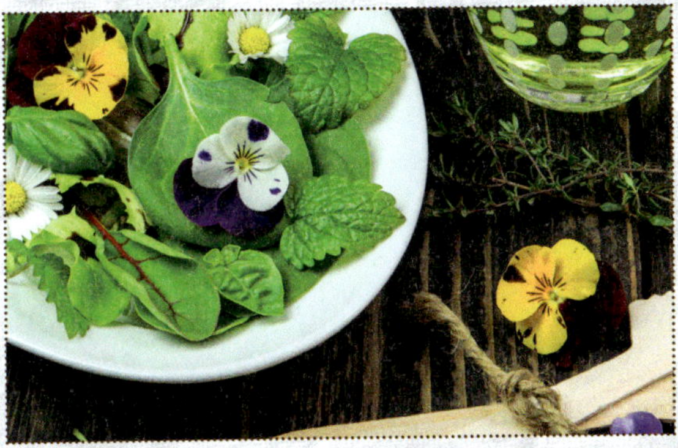

Ich tischte meinen älteren Schwestern einen selbst gesammelten Wildkräutersalat auf, den sie mit langen Zähnen und gemischten Gefühlen verspeisten. Ich war damals kein großer Gourmet und hatte keine Ahnung, wie man ein leckeres Dressing zubereitet. Also wurden die Kräuter einfach mit Honig und Zitrone eingekleistert, um sie attraktiver zu machen. Das schmeckte nicht besonders, aber mein Einstieg in die Wildkräuterküche war getan. Ich war damals ungefähr elf Jahre alt.

In dieser Zeit geschah es auch, dass ich, meiner Intuition folgend, mein Islandpony von einem hartnäckigen Hautekzem heilte. Als das Pony zu mir kam, war es meiner Meinung nach zu dick, dazu kam der Hautausschlag. Ich hatte keinen blassen Schimmer von Pferdehaltung, aber sehr nette Eltern, die mich gewähren ließen. So folgte ich einfach meinem Bauchgefühl und setzte dieses Pony auf Diät. Es bekam jetzt über Wochen kein Gras mehr, sondern lediglich dreimal am Tag von mir mit der Sense frisch gemähte Brennnesseln. Wie ich auf die Brennnesseln kam, weiß ich nicht mehr. Ich wusste damals noch nicht, dass sie zu den wertvollsten Pflanzen gehören, die uns umgeben. Das Ergebnis war mit meinem heutigen Wissensstand nicht schwer vorauszusehen: Das Ekzem verschwand für immer. Dabei hatte ich diesen Isländer vergünstigt erstanden, weil es hieß, er würde diese Krankheit sein Leben lang behalten. Wie auch immer: Ich hielt ihn auf seinem Idealgewicht, fütterte ständig Brenn-

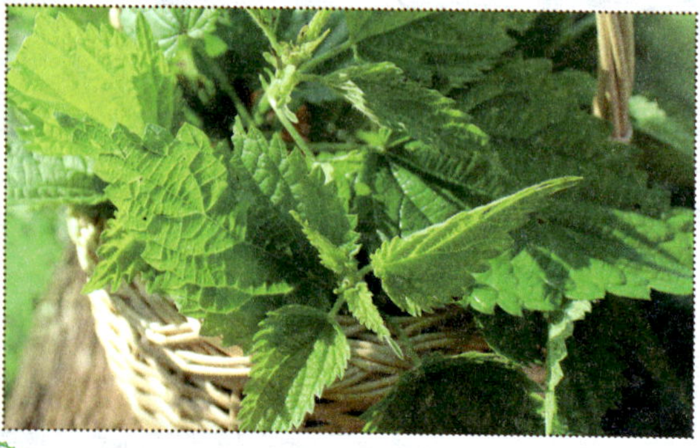

nesseln zu, und sein Fell glänzte wie eine Speckschwarte. Aus dem Ekzemer war eine Schönheit geworden.

Sehr oft höre ich in meinen Kursen Teilnehmer sagen: »Ich würde so gerne mehr Wildkräuter in meinen Smoothie geben, aber ich habe Angst, dass irgendwas Giftiges darin landet!« So viele gute Kräuterbestimmungsbücher sind schon auf dem Markt, aber »Smoothieanfängern« sind sie nach meinen Erfahrungen zu umfangreich und zu unübersichtlich. Ziel dieses Büchleins ist es deswegen, einen kleinen handlichen Pflanzenführer zu schaffen, der die häufigsten nahrhaften Kräuter nach folgenden Gesichtspunkten zusammenfasst:

- Was kann ich ohne Bedenken pflücken, ohne es mit einer giftigen Pflanze zu verwechseln?
- Welche Nährstoffe enthält dieses Kraut?
- Und sehr interessant für die geschmackliche Qualität des Grünen Smoothies: Was passt in großen Mengen – sozusagen als grüne Hauptzutat – in den Smoothie, ohne dass er bitter schmeckt oder die medizinische Wirkung zu stark wird?

Die acht vorgestellten Pflanzen lassen sich in zwei Gruppen einteilen: Die Chlorophyllbooster, die zwar auch medizinisch wirksam sind – allein durch ihren Nährstoff- und Biophotonengehalt –, aber bedenkenlos in größeren Mengen verzehrt werden können, und dieje-

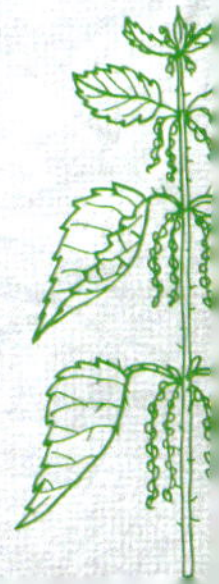

nigen, die wirkliche Wunder im Stoffwechsel verrichten, aber einige Bitterkomponenten enthalten und auch wegen eines Gewöhnungs- oder Überdosierungseffekts dem Smoothie nicht dauerhaft in größeren Mengen zugegeben werden sollten. Zur ersten Gruppe gehören Brennnessel, Malve und Vogelmiere, zur zweiten Löwenzahn, Wegerich und Schafgarbe. Dazwischen stehen Giersch und Luzerne, die beide einen etwas eigenwilligen, dominanten Eigengeschmack haben. Ihre Wirkstoffe sind super gesund. Am besten probieren Sie einfach selbst, ob sie Ihnen ohne eine weitere grüne Smoothiezutat schmecken oder nicht.

Wir werden ja dieser Tage überschwemmt mit Superfoods aus der ganzen Welt, die in den Himmel gelobt werden. Ich selbst verwerte viele davon sehr gerne, z. B. Chiasaat, rohe Kakaobohnen oder Baobabpulver. Trotzdem kann ich besorgte Gemüter ganz klar beruhigen: Wer ausreichende Mengen der hier vorgestellten Kräuter zu sich nimmt, ist nährstofftechnisch bestens versorgt und muss nicht viel Geld für importierte Produkte ausgeben. In den letzten Jahren erst kamen so nach und nach die hohen Nährstoffgehalte von Löwenzahn oder Luzerne in Umlauf – das liegt daran, dass diese Kräuter nicht als Lebensmittel erforscht werden wie Goji-Beeren oder die Kakaobohne, über die es schon viel umfassendere Untersuchungen gibt. Luzerne ist aber seit Tausenden von Jahren schon eine hoch geschätzte Futterpflanze.

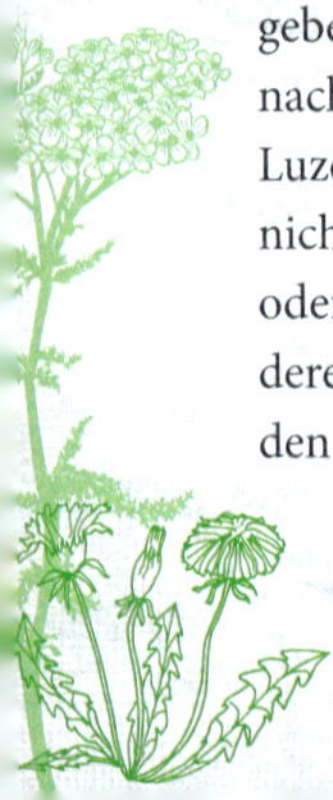

Ihr Wert wurde also nicht in Bezug auf Lebensmittel für Menschen, sondern als Tierfutter zuerst erkannt.

Ich hoffe, ich kann mit diesen wunderbaren, bescheidenen Kräutlein Ihre Neugier auf mehr wecken. Es reicht durchaus, als Smoothie-Grünzutat auf die heimischen Kräuter zurückzugreifen – wobei im Winter ein Ausweichen auf Grünkohl oder Wirsing zu empfehlen ist, die immer viel potenter sind als Blattsalate. Diejenigen, die meinen »Was nix kostet, ist nix wert« sind oft auch der Ansicht »Was überall in Massen wächst, kann ja nichts Besonderes sein!« – leider. Denn exakt die hier vorgestellten Kräuter wären allein schon ein großer Schritt in Richtung Gesundheit.

Auf La Palma, einer kleinen Kanareninsel, verkaufen die Gärtnereien auf dem Markt Wegerich, Löwenzahn und Brennnesseln, weil diese Kräuter auf der Insel nicht natürlicherweise vorkommen. Glücklicherweise wissen kluge Bewohner um deren Heilkraft und kultivieren sie gerne. Ich habe mich sehr gefreut, das zu sehen und auch, wie unsere Kräutlein dort wertgeschätzt werden.

Alle der acht ausgewählten Pflanzen haben einen extrem hohen Anteil an Vitaminen, Mineralien, Aminosäuren und Antioxidantien, sind also weitaus wertvoller als Spinat und Blattsalate. Es ist eigentlich sehr einfach: Das Paradies liegt uns zu Füßen! Trauen wir uns hinein!

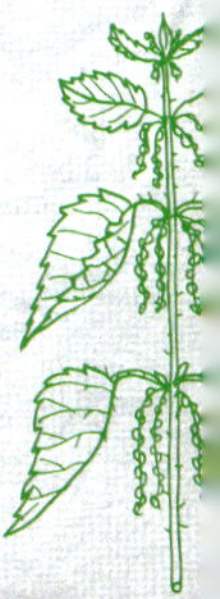

Das Geheimnis schmackhafter Smoothies

Es gibt eine Faustregel, nach der dieses leckere Lebenselexier gelingt und die auch Grünzeugmuffeln gefallen könnte: Jeder Grüne Smoothie sollte neben den süßenden Früchten auch eine saure Komponente enthalten. Je mehr Süße enthalten ist, desto mehr Säure tut der fertigen Mischung gut. Dazu eignet sich am besten eine **reife Bio-Zitrone,** weil sie neben ihrem erfrischend saurem Saft eine weitere Komponente bietet: ihre Schale. Abgesehen davon, dass sie sehr gesund ist – sie enthält fünf bis zehn Mal mehr Nährstoffe als Zitronensaft –, hält sie besondere Geschmacksnuancen für uns bereit. Es lohnt sich, auf die Heilkraft der Schale kurz einzugehen – so wenig bekannt ist ihre beträchtliche Wirkung auf die Gesundheit. Der amerikanische Arzt Dr. Carey Reams therapierte in den 70er Jahren insgesamt 10 000 Krebspatienten, die von anderen Ärzten schon aufgegeben waren und als hoffnungslose Fälle galten mit der heilenden Wirkung der Zitrone. Vor allem Leukämiepatienten suchten seine Hilfe, aber auch andere Krebskranke probierten seine Zitronenkur. Es heißt, dass von 10 000 Krebspatienten im Endstadium alle bis auf sechs genasen. Das entspricht einer Erfolgsquote von 99,94 %.

Ich weiß, dass man mit solchen Aussagen vorsichtig sein muss. Sicher und durch Studien vielfach belegt ist aber, dass die Citrus-Bioflavonoide durch ihre antioxidative Wirkung vor freien Radikalen schützen und somit eine stark krebshemmende Wirkung aufweisen. Die vielen Antioxidantien in der Zitronenschale fördern die Ausscheidung von Schadstoffen aus dem Körper und unterstützen damit die Leber sehr gut. Zitronenschale wirkt antiseptisch, kann unseren Blutdruck normalisieren, ist verdauungsfördernd und hautpflegend. Also: Statt auf den Kompost gehört die Zitronenschale eigentlich auch in den Smoothie!

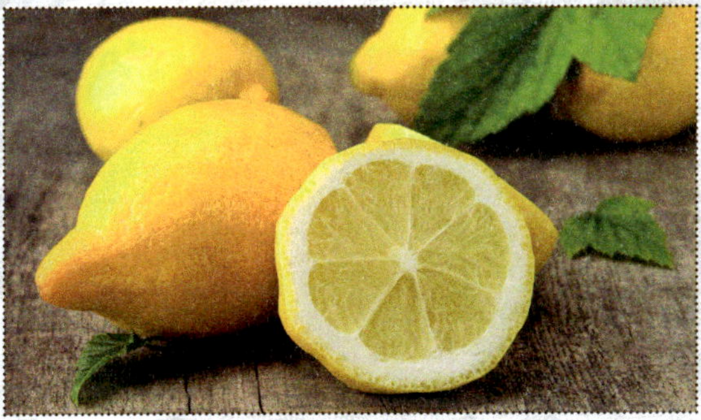

Wenn man beginnt, Smoothies zu mixen, reicht ein kleiner Teil der Schale. Mit zunehmender Gewöhnung an die Bitterkeit geben manche auch die komplette Zitrone hinein. Schon in kleinen Mengen wirkt das ätherische Öl der Zitrone als echter Gaumenkitzel und gibt dem Smoothie in Duft und Geschmackserleben eine Art Kopfnote. Wie bei Parfum oder gutem Essen möchte auch ein Smoothie komponiert werden. Andere Kopfnotendüfte erhält man durch die Zugabe von jeweils passenden ätherischen Kräutern wie **Fenchel, Melisse, Minze, Zitronenthymian, Rosmarin** oder **Basilikum.** All diese Gewürzkräuter haben ihre jeweils spezifische Wirkung – Rosmarin am Morgen macht wach und kurbelt den Kreislauf an, Basilikum ist ein appetitanregendes Aphrodisiakum, Minze kühlt heiße Gemüter sowie an warmen Sommertagen, und alle wirken harmonisierend auf den gesamten Verdauungstrakt. Probieren Sie aus, was Ihnen am besten schmeckt!

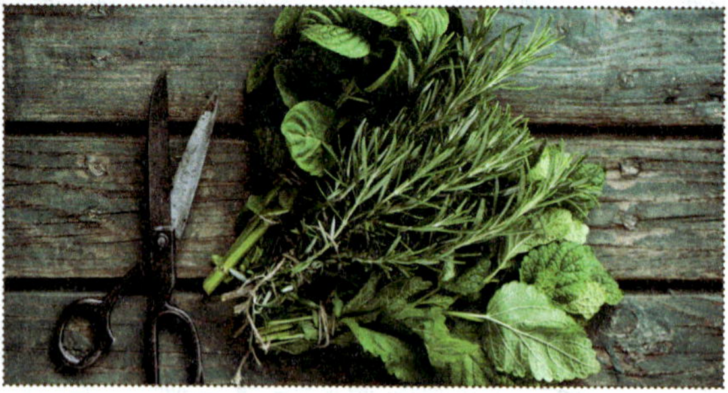

Was die Obstauswahl angeht, ist weniger oft mehr – ich mische nicht zu viele Früchte zusammen. Der **Apfel** ist ein altbewährter Smoothieprofi. Süßsauer und Konsistenz bildend ist er in unseren Breiten nicht aus dem Smoothie wegzudenken. Die **Banane** verleiht eine gewisse Cremigkeit und wirkt bindend. Ausschließlich Banane neben den Kräutern zu verwenden, schmeckt ziemlich fade. Aber gerade wenn man Smoothies mit bitteren Kräutern mixt, ist die übertönende Süßkraft der Banane ein Geschenk. Es sollten möglichst reife Bananen verwendet werden. Bei den nicht ausgereiften ist der Stärkeanteil viel höher, und Stärke zusammen mit viel Flüssigkeit ist nicht gut verdaulich. Deswegen gehört Wurzelgemüse (Karotten, Rote Bete, etc.) auch nicht in den Smoothie. Eine einfache Regel: Was unter der Erde wächst, wird nicht mit Wasser verdünnt – es sei denn als Saft gepresst, denn dann ist die Stärke schon ausfiltriert.

Was die Wertigkeit, den Geschmack und die Frische angeht, wäre es am besten, in der warmen Jahreszeit zu vollreifem, regionalem Saisonobst zu greifen, wenn es denn schon vor unserer Nase wächst. Ich bin immer wieder verblüfft, wenn ich sehe, dass unsere herb-säuerlichen, saftigen Äpfel unter den Bäumen verfaulen und stattdessen zwar rotbackige, aber oft fade Langeweiler im Supermarkt gekauft werden. Mit diesem Obst erreicht man bei Weitem nicht die Qualität und Schmackhaftigkeit, die ein Smoothie braucht!

Wenn die **Pfirsiche** reif sind, gibt es bei mir Pfirsichsmoothies, zur Brombeerzeit nicht sonderlich ansehnliche Brombeer-Powerdrinks. Der saure Geschmack von **Brombeeren** und **Himbeeren** lässt sich toll mit Banane

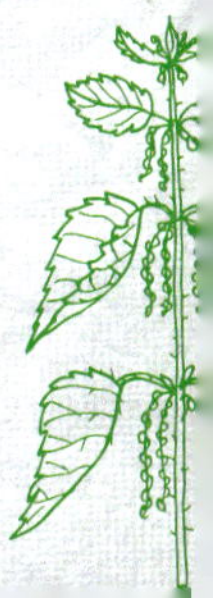

abmildern und ist eine leckere Abwechslung. Ab September werden die **Birnen** reif, die eine himmlische Weichheit und Milde in jeden Smoothie zaubern. Also: Augen auf und selber ernten, heißt die Devise.

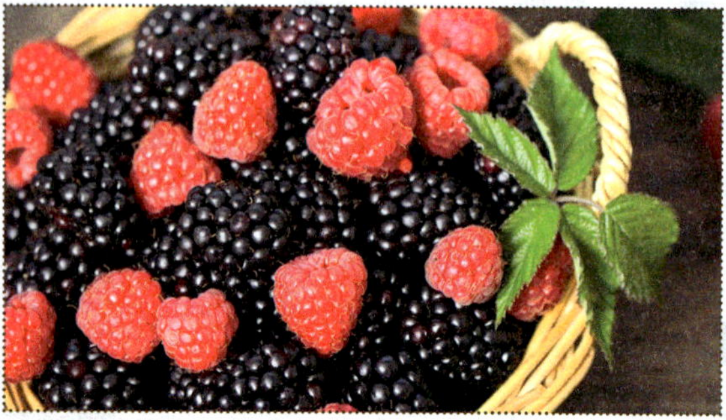

Last but not least: Obwohl wir uns bei den Kräutern nährstofftechnisch unter den Superfoods bewegen und unseren grünen Zaubertrank nicht unbedingt aufpeppen müssten, haben auch die nicht einheimischen Superfoods tolle Smoothieeigenschaften. Baobab, Chia, Ingwer und Kurkuma gehören hier zu meinen Lieblingen.

Chiasamen enthalten sehr viele gesunde Omega-3-Fettsäuren und haben eine hohe Quelleigenschaft. Dadurch eignen sie sich sehr gut, um Smoothies etwas anzudicken. Wer eine »puddinghafte« Konsistenz bevorzugt und seinen Smoothie lieber löffelt, als ihn zu trinken, trifft mit Chiasamen eine gute Wahl. Es hält sich hartnäckig das Gerücht, man müsse für den Aufschluss bestimmter Vitamine Fette hinzufügen. Diese Annahme ist mittlerweile widerlegt – der Körper mobilisiert eigene Fette, um die fettlöslichen Vitamine (A, D, E und K) aufzunehmen. Trotzdem sind die Ölanteile der Chiasaat in ganz frischer Form durch das Mixen der frischen Chiasamen ein wertvolles Nahrungsmittel.

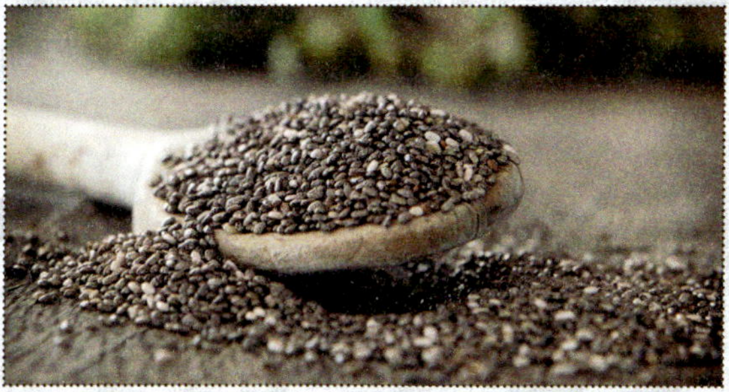

Baobab, das fruchtig-saure Pulver der Affenbrotbaumfrüchte, eignet sich hervorragend als gesunde Säurenote und zusätzliche Vitamin- und Mineralstoffbombe für Grüne Smoothies. Wenn ich gerade keine Zitronen zu Hause habe, greife ich gerne auf dieses gut lagerfähige, sehr schmackhafte Pulver zurück. Kinder lieben es – sauer wie Brause, aber viel gesünder, macht es müde Geister munter. Vor wenigen Jahren noch ganz unbekannt, wird es mittlerweile von vielen Bio- und Rohkostanbietern vertrieben. Ein Esslöffel auf einen Liter Smoothie sorgt für eine leichte, angenehme Säure.

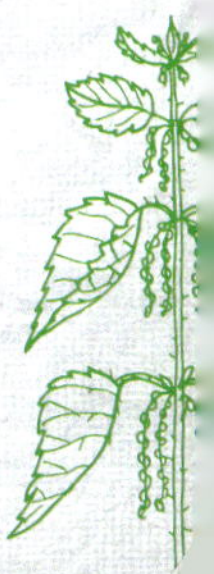

Ingwer wird in Indien, China und Japan schon seit beinahe 3000 Jahren als wertvolles Heilmittel eingesetzt. Er wärmt, wirkt antibakteriell und durchblutungsfördernd, bei Übelkeit und Verdauungsbeschwerden, Migräne und Muskelschmerzen, Rheuma und vielen anderen Krankheiten. Smoothies verleiht er eine angenehm wärmende Schärfe, und im Winter ist er willkommen gegen kalte Füße. So kann man sich trotz kaltem Getränk Wärme in den Körper holen. Seine Wirkstoffe sorgen für eine Reinigung der Blutgefäße bis in die feinen Kapillaren – ebenso wie die Wildkräuter. Beide Zutaten ergänzen sich daher wunderbar und ergeben einen wirklich kraftvollen Start in den Tag.

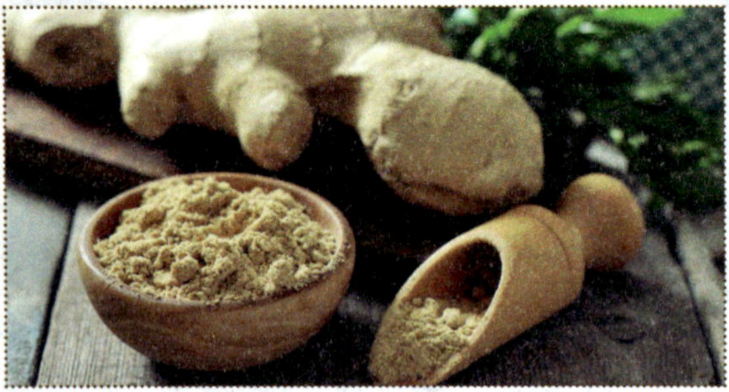

Kurkuma oder auch **Gelbwurz** stammt aus Südasien und ist dort seit Jahrtausenden nicht nur als Gewürz, sondern auch als Heilmittel bekannt. Es gehört zu den Ingwergewächsen, und viele Bioläden führen die kleinen, gelben Wurzeln mittlerweile auch frisch in ihrem Sortiment. Ansonsten ist es pulverisiert als Gewürz vergleichsweise günstig. Bei einem größeren Verbrauch kann man auch größere Mengen in Bioqualität über das Internet beziehen. Studien belegen, dass Kurkuma vorbeugend gegen Krebs und allgemein stark entzündungshemmend wirkt. Es hat positive Wirkungen in der Alzheimerprophylaxe und hilft als Mittel zur Quecksilberausleitung. Die bestätigten Heilwirkungen sind mannigfaltig – in Indien, wo Kurkuma auch in Kliniken Einsatz findet, weiß man das schon lange. Ein Teelöffel Kurkuma am Tag unterstützt Ihre Gesundheit enorm.

Damit der grüne Powerdrink gelingt und schmeckt, ist es von sehr großem Vorteil, sich einen **Hochleistungsmixer** zuzulegen, falls Sie noch keinen haben. Gewöhnliche Haushaltsmixer haben eine zu niedrige Umdrehungszahl, um das Chlorophyll gut aufzuschließen. Hochleistungsmixer können die Zellulosewände der Zellen durch 30 000 Umdrehungen und mehr aufbrechen. So werden dem Körper alle enthaltenen Nährstoffe optimal zur Verfügung gestellt. Vor allem aber gelingt mit einem guten Mixer die Cremigkeit, die Smoothies wirklich lecker macht. Wer also zu Hause schon herumprobiert hat und enttäuscht wurde – vielleicht lag es am falschen Gerät. Sie müssen nicht zwangsläufig 700 € oder mehr für einen guten Mixer ausgeben, die obere Preisklasse punktet vor allem im Design und hat oft viele Extras und zusätzliche Programme. Tatsächlich gibt es gut brauchbare Hochleistungsmixer im Handel bereits ab etwa 300 €.

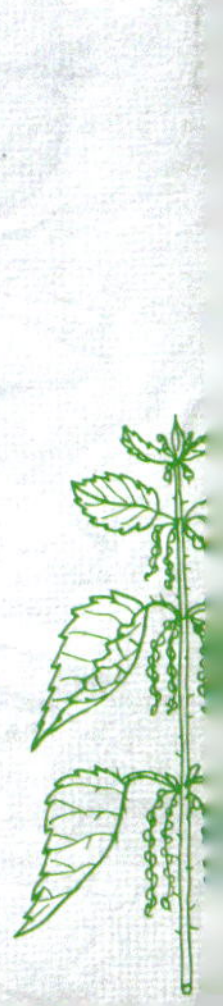

Alles Bio ...?

Wildkräuter haben von allen Pflanzen den höchsten energetischen Nährwert, und auch was die Versorgung mit Mineralstoffen, Vitaminen und Antioxidantien angeht, sind sie Spitzenreiter. Abgesehen von anderen Superfoods folgt auf Platz zwei biologisch angebautes und möglichst frisch verwertetes Gemüse und Obst. Je frischer und je mineralienreicher der Boden, auf dem es gewachsen ist, desto besser. Das bedeutet: Zutaten aus dem eigenen Garten oder frisch geerntete, beim Biobauern, auf dem Markt oder im Hofladen gekaufte Zutaten sind immer die erste Wahl. Demeter-Betriebe wirtschaften oft im Dreifelder-System – das heißt, die Feldfrüchte wechseln jedes Jahr ihren Standort, und im besten Fall erfährt der Boden alle drei Jahre eine Regenerationsphase, indem Blütenpflanzen zur Gründüngung angebaut werden. Diese verbessern nicht nur die Bodenqualität, sondern schenken auch vielen Insekten und Kleintieren eine Heimat. Trotzdem sind auch die Bioprodukte, die nicht aus Verbandsbetrieben wie Bioland, Demeter, Naturland, Biopark oder Ecovin kommen, immer den Nicht-Bioprodukten aus dem Supermarkt vorzuziehen, die teilweise bis einen Tag vor Ernte noch gespritzt werden dürfen und zur Haltbarmachung bestrahlt oder mit Pilzschutzmitteln (Fungiziden) behandelt werden. Bio-

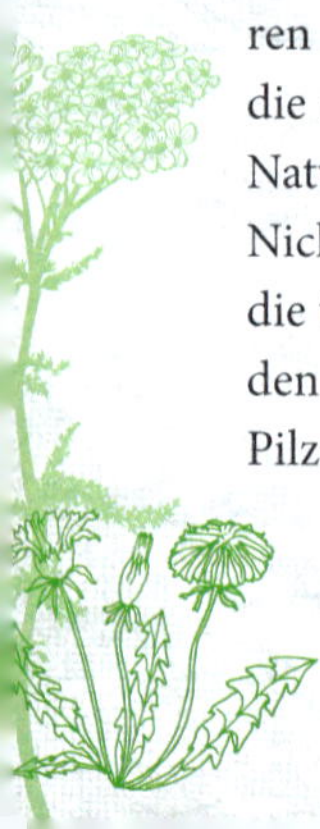

Skeptiker kontern hier gern mit magerem, aus Pseudo-Internet-Lexika angelesenem Halbwissen. Doch man braucht sich nur Kristallisationsbilder* von Bio- und konventionellen Lebensmitteln im Vergleich anzusehen, und es wird sofort deutlich, dass in den Bioprodukten um ein Vielfaches mehr Lebensenergie steckt.

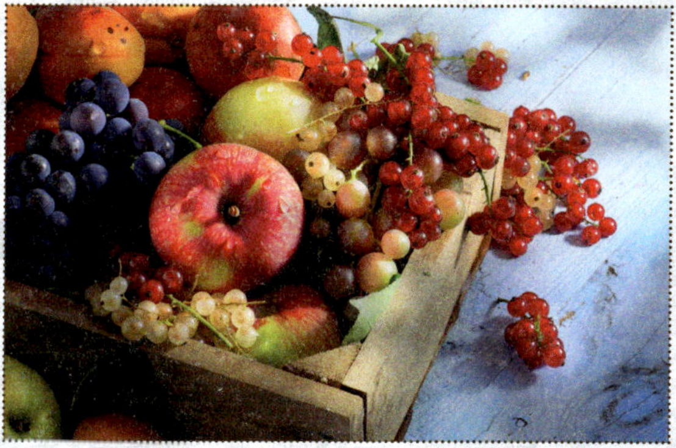

Die Vitalkraft von Lebensmitteln wird mit Sicherheit in den nächsten Jahren an Bedeutung gewinnen. Heutzutage bestimmen Nährwerttabellen den Energiewert eines Nahrungsmittels noch über Kalorienzufuhr, Eiweißgehalt usw. Das hat sich leider als Holzweg erwiesen. Ernährungsbedingte Krankheiten gewinnen mehr und mehr die Oberhand, und so nach und nach belegen alle

---

* Kristallisationsbilder veranschaulichen die gestaltbildenden und formgebenden Wirkungskräfte im Lebensmittel sowie ihre Licht- und Wärmequalität und geben damit Rückschlüsse auf die Vitalkraft der Lebensmittel.

Studien: Wir haben uns zu viele Sorgen gemacht um beispielsweise genügende Eiweißzufuhr – und haben jetzt das Problem einer Eiweißüberversorgung, besonders in Bezug auf tierische Proteine. Die Aminosäuren, aus denen unsere körpereigenen Eiweiße gebaut werden, sind am frischesten in grünen, wild wachsenden oder biologisch einwandfreien, unerhitzten Pflanzen zu finden und in diesem Zustand mit Abstand am besten vom Körper verwertbar. Auch bei der Versorgung mit Kohlenhydraten kommt es sehr darauf an, welche Kohlenhydrate man verspeist. Diese Tatsache hat erst durch Beschwerden wie Zöliakie (Glutenunverträglichkeit) Einzug in die Ernährungswissenschaften gefunden und ist somit gewissermaßen salonfähig geworden. Für eine ideale Versorgung unseres Körpers und auch unseres Gemüts wäre viel wichtiger, den Gehalt an Lebensenergie zu messen, den ein Nahrunsgmittel hat. Ruediger Dahlke beschreibt das sehr ausführlich in seinem Buch »Das Geheimnis der Lebensenergie in unserer Nahrung: Die neue vegane Ernährung«. Es gibt immerhin schon Nahrungsmittelproduzenten, die z. B. den ORAC-Wert eines Lebensmittels angeben. Der ORAC-Wert gibt den Gehalt an Radikalfängern an. Antioxidantien beispielsweise wirken als solche. Gerade in der heutigen Zeit gewinnen sie immer mehr an Bedeutung, da sie helfen, Zivilisationskrankheiten vorzubeugen: Krebs, Diabetes, Allergien und Übergewicht mit all seinen Folgen. Unverarbeitete, rohköstliche und biologisch erzeugte Lebensmittel wären aufgrund ihres hohen ORAC-Wertes hier wieder die erste Wahl.

Eine andere Maßeinheit für den Energiewert der Nahrung sind Bovis-Einheiten. Der Physiker André Bovis entwickelte in den 30er Jahren des vergangenen Jahrhunderts den Biometer, der die biologische Qualität bzw. Lebensenergie von Nahrung, Wasser oder auch Plätzen anzeigen soll. Diese Methode ist noch umstritten und nicht allgemein anerkannt. Trotzdem denke ich, dass der Energiewert nach Bovis in den nächsten Jahren eine immer entscheidendere Rolle spielen wird.

Unumstritten ist hingegen die Existenz von Biophotonen in unserer Nahrung. 1922 vom Mediziner Professor Alexander Gurwitsch erstmals beschrieben, gelang 1975 dem Biophysiker Fritz-Albert Popp der Nachweis von Biophotonen. Diese sind winzig kleine Lichtteilchen, durch die alle lebenden Zellen eines Organismus miteinander kommunizieren und eine ordnende Struktur herstellen. Was sich anhört wie ein esoterisches Märchen, wird von Biophysikern stetig weiter erforscht, da genau diese Lichtkommunikation bei der Behandlung und Heilung von Krankheiten eine wesentliche Rolle spielt. In Deutschland wird diese Forschung von den meisten Wissenschaftlern nicht ernst genommen, dafür aber in Japan und den USA. In Japan wird beispielsweise die Frische von Lebensmitteln anhand des Biophotonengehalts bestimmt. Man kann auf Aufnahmen deutlich erkennen, dass Wildkräuter und biologisch angebaute, frische Pflanzen die höchste Biophotonenausstrahlung haben. Im Vergleich hierzu fallen konventionell angebaute Pflanzen deutlich ab. Dieses Thema ist hoch interessant und zukunftsweisend. Da damit schnell ein Buch zu füllen wäre, empfehle ich allen, die sich dafür interessieren, als Einführung und Fortführung die Bücher »Das Geheimnis der Lebensenergie in unserer Nahrung« und »Was uns wirklich nährt«, erschienen im Arkana Verlag, und »Zellleuchten – warum Gott kein Fastfood isst«, erschienen im Schirner Verlag.

Tun Sie sich, Ihrem Körper, Ihrem Karma und der Erde etwas Gutes, indem Sie Biofrüchte für Ihren Smoothie auswählen.

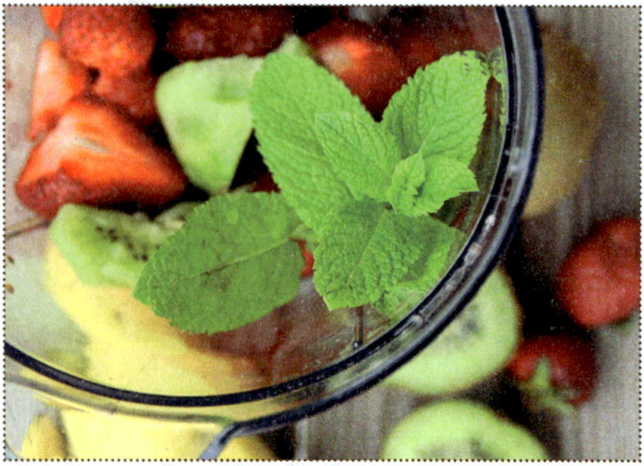

Wie sammele ich?

Ich bevorzuge beim Kräuersammeln das Pflücken mit der bloßen Hand, auch bei Brennnesseln, da ich das Gefühl habe, dass der Kontakt zu den Kräutern, die mein Frühstück werden, guttut. Wer Sorge hat, sich die Finger zu verbrennen, kann natürlich Handschuhe anziehen. Am schonendsten für die Pflanzen ist es, mit der Schere die Triebspitzen abzuschneiden. Sie wird dadurch in ihrer Wuchskraft noch gefördert.

Die Frage, an welchen Orten gesammelt werden darf oder soll, wird ebenfalls oft gestellt. Wenn Sie einen Garten haben oder auf dem Land wohnen, sind Sie hier natürlich beschenkt und entscheiden morgens einfach aus dem Bauch heraus, welche Kräuter Ihnen heute am besten bekommen. Hier gilt generell: Je abgeschiedener ein Garten oder eine Wiese liegt, desto besser. Die Angst vor dem Fuchsbandwurm zog in den letzten Jahren weite Kreise. Viele Menschen sind sehr besorgt, überhaupt etwas aus der Natur zu ernten. Dabei ist die Übertragung über Hunde oder Katzen viel wahrscheinlicher. Ich möchte Sie hier insofern beruhigen, denn der Nutzen der Wildkräuter ist sehr viel höher als der Schaden, der daraus entstehen könnte. Meiden sollte man natürlich Stellen an stark befahrenen Straßen und von Hunden begangene Wegränder.

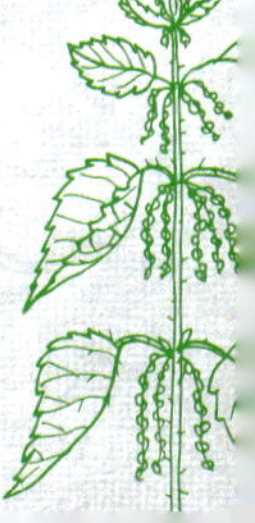

Zu den Mengenangaben und kleine Kräuterpflege

Was meine Angaben von Wasser oder sonstigen Zutaten angeht – probieren Sie aus, was Ihnen am besten schmeckt! Manche mögen den Smoothie gern flüssiger, andere lieben gerade Chiasaat darin, die den Smoothie andickt. Auch die Obstmengen können nach Geschmack immer beliebig variiert werden. Die hier vorgeschlagene Menge ergibt meist gut einen Liter Smoothie, den ich empfehle, möglichst frisch zu trinken, zum Beispiel die Hälfte direkt nach dem Mixen am Morgen, die andere am späten Vormittag oder zur Mittagszeit. Die Menge von einem Liter ist bewusst gewählt: entweder als Frühstücksportion für zwei bis drei Personen oder für Sie als Ration für den gesamten Vormittag. Um Ihren Nährstoffbedarf optimal zu decken, ist ein Glas nicht ausreichend, denn in der heutigen Zeit braucht der Körper so viele Basenstoffe wie möglich, um gesund zu bleiben oder zu werden.

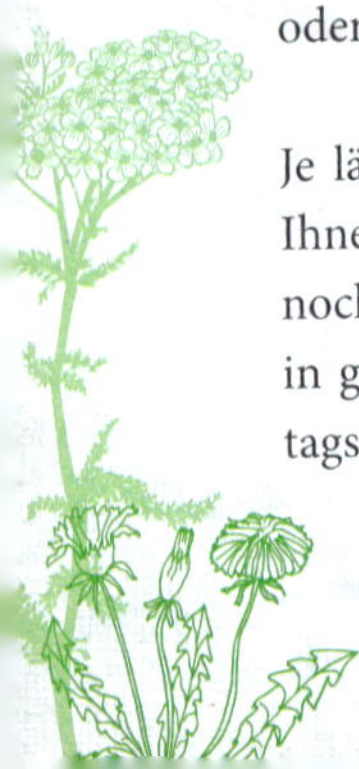

Je länger der Smoothie steht, desto mehr Frische geht Ihnen verloren. Natürlich können Sie auch nachmittags noch vom Smoothie trinken. Wenn Sie aber den Mixer in greifbarer Nähe haben, wäre es sinnvoller, nachmittags dann einen frischen Grüntrunk zu mixen, wenn Ihnen danach ist – der Geschmack ist unvergleichlich besser. Der Biophotonengehalt nimmt von dem Zeitpunkt an, da die Zellwände zerstört wurden (natürlich vom Erntezeitpunkt an, aber gehen wir mal davon aus, dass Sie die Kräutlein frisch pflücken), ab. Wenn Sie morgens bzw. vor der Smoothiezubereitung keine Zeit zum Pflücken haben, können Sie natürlich auch Kräuter aufbewahren. Alle gepflückten Kräuter fühlen sich in einem Glas Wasser auf der Fensterbank sehr viel wohler als im Kühlschrank! Man kann Kräuter im Kühlschrank lagern, dann aber am besten zusammen mit etwas Wasser in einer Tüte oder Schüssel. Wenn Sie auf dem Markt Kräuter gekauft haben – in Frankreich ist eine Zuchtform des Löwenzahns zum Beispiel ganz üblich als Blattgemüse auf den Märkten zu kaufen –, seien Sie nett zu ihnen, schneiden Sie sie zu Hause frisch an, und stellen Sie sie ins Wasser, statt sie in die Kälte zu verbannen. Die Energie, die Sie ihrer Nahrung schenken, kommt zu Ihnen zurück!

Ich wünsche Ihnen viel Freude beim Ausprobieren und gute Gesundheit!

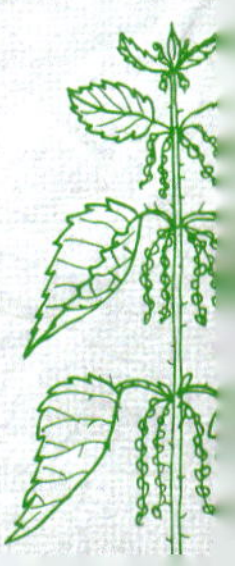

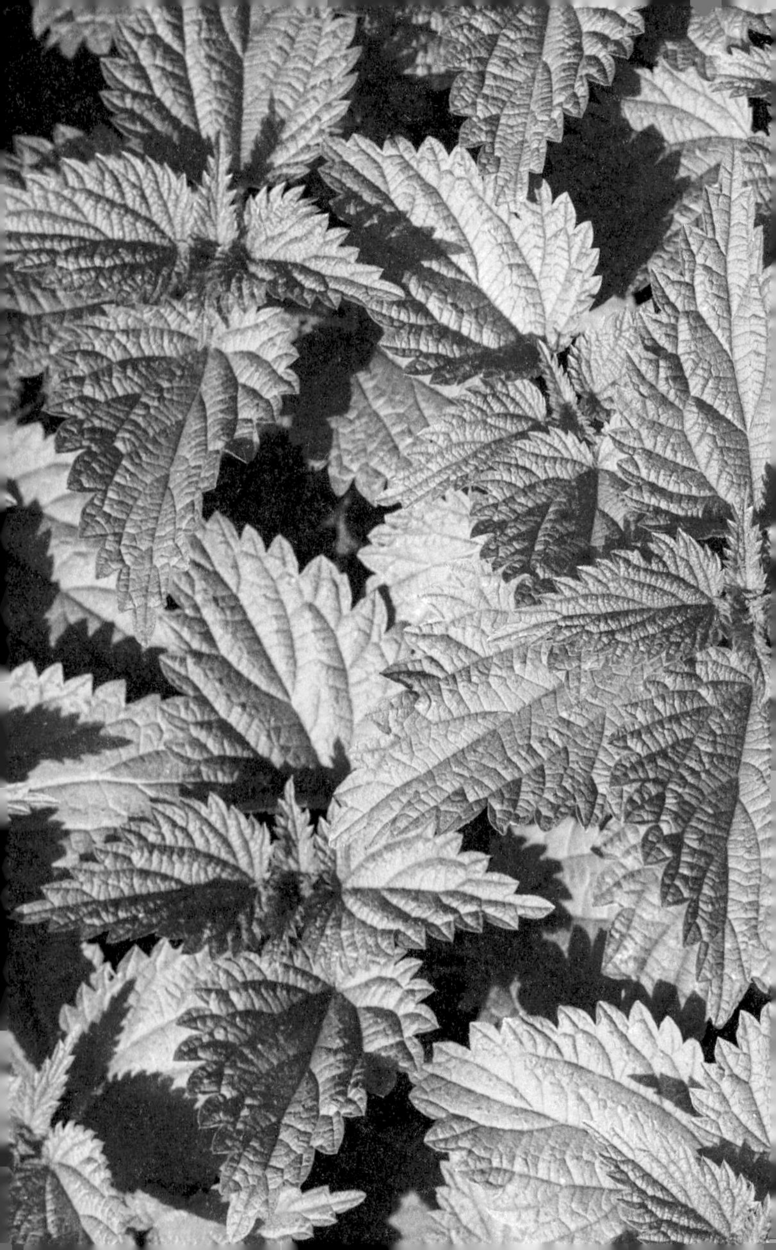

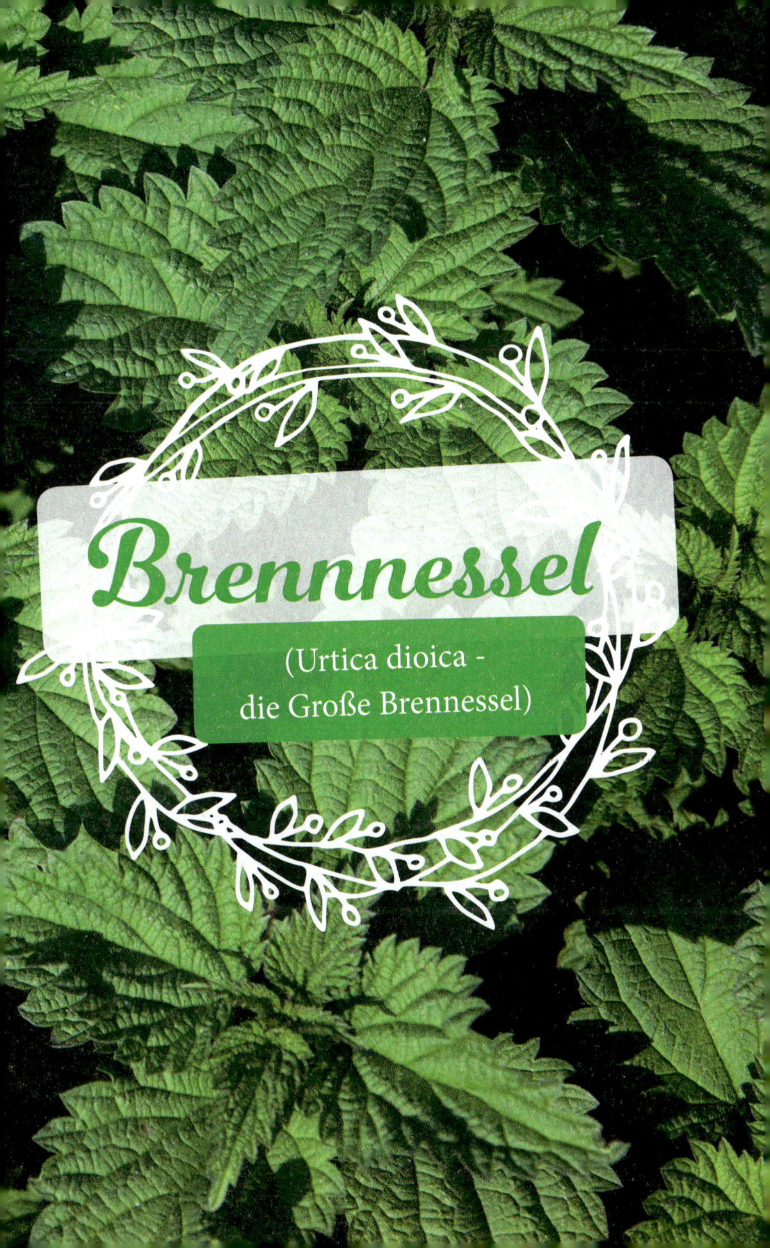
Brennnessel
(Urtica dioica -
die Große Brennessel)

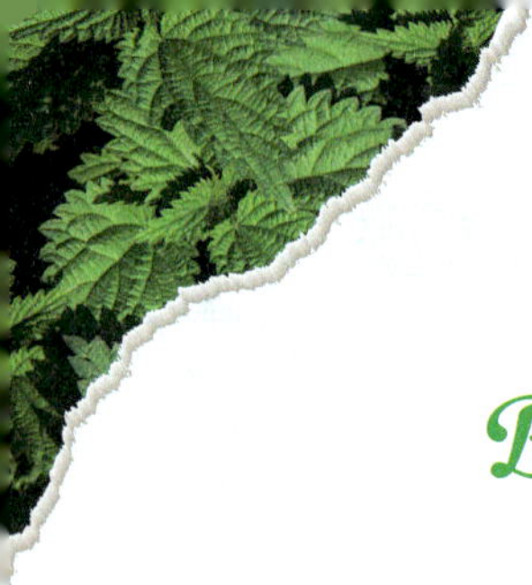

Brennnessel

**(Urtica dioica –
die Große Brennessel)**

Blütezeit:
Juni–Oktober

Standort:
sowohl an sonnigen als auch an schattigen Plätzen, auf feuchtem, nährstoffreichem Boden, in Gärten, auf Schuttplätzen, an Gräben und Flussufern

Verbreitung:
weltweit ungefähr 50 Brennnessselarten, mit Ausnahme Afrika und in den Polargebieten

Erkennungsmerkmale:
zweihäusig, d. h. männliche und weibliche Pflanzen, krautig und mehrjährig

Wuchshöhe: 30 bis ca. 180 cm

Stängel: aufrecht und stark kantig, 3–5 mm Durchmesser

Männliche Pflanzen sind grün, weibliche eher violett-auberginefarben.

Blätter: meist 6–12 cm lang und 2–8 cm breit, länglich, gesägte Blattspreite (= »gezackt«), am Grund herzförmig und gegenständig, an allen grünen Pflanzenteilen befinden sich Brenn-, Borsten- und Drüsenhaare

Blüten: unscheinbar, weißlich-grünlich, in Rispen angeordnet; Blütezeit etwa von Juni bis Oktober; Unterscheidung der männlichen und weiblichen Pflanzen anhand der unterschiedlichen Blüte möglich:

männliche Blütenstände: waagrecht, weißlich bis gelblich

weiblichen Blütenstände: hängend und grün, mit kleinen weißen Blütenstempeln

Früchte: an den ausgereiften weiblichen Pflanzen kleine grüne Nüsschen, ca. 1 mm groß, in Rispen

Sammelgut:

Gesammelt wird vor der Blüte: das ganze Kraut

Ab Blüte: weiche Triebspitzen mit Blüten oder Samen, im Herbst von älteren Pflanzen nur noch die Samen und frisch aufgewachsenes Kraut, da der Nährstoff- und Chlorophyllgehalt der Blätter in der verblühten Pflanze abnimmt

Sammelzeit:

junge Pflanzen, ab Austrieb meist März bis November, Blüten und Samenstände ab Sommer, Samen bis in den Herbst

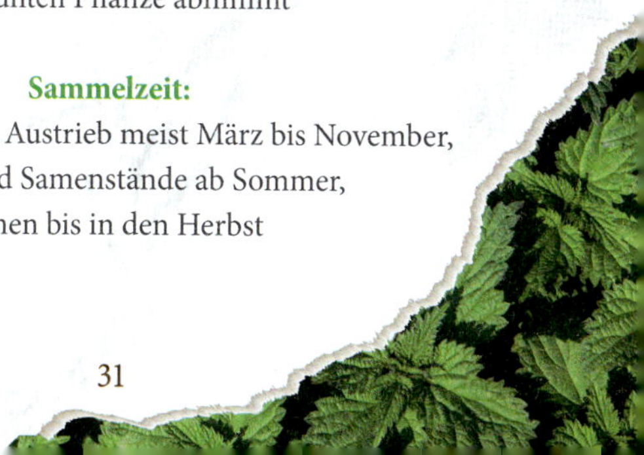

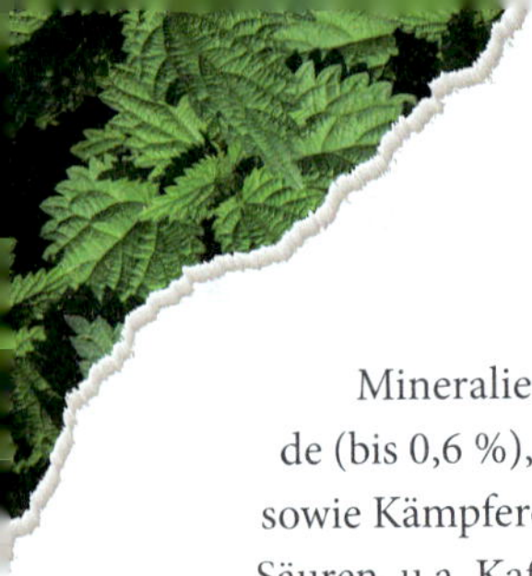

Inhaltsstoffe:

Mineralien und Spurenelemente, Flavonoide (bis 0,6 %), u.a. Quercetin-Glykoside, bes. Rutin, sowie Kämpferolglykoside, wie Astragalin; organische Säuren, u.a. Kaffeesäure und Kaffeoyläpfelsäure, ferner Scopoletin, Acetylcholin, Histamin und Serotonin in den Brennhaaren; äther. Öl, Vitamine, u.a. Vitamin C, B-Komplex, K; Carotinoide, Steroide, Triterpene, Proteine; bis 20 % Gehalt an Mineralstoffen mit Kieselsäure, Kalium und Nitrat (ca. 1,5 % in Handelssorten)

Wurzel: Steroide, u. a. b-Sitosterol und Glykoside; Oleanolsäure, Homovanillylalkohol, Lignane; Scopoletin, Mineralien, Lectine, Polysaccharide

Samen: zahlreiche Mineralsalze, Carotin (Provitamin A) und Vitamin C, hoher Chlorophyll und Eisengehalt

Heilwirkung:

blutreinigend, blutbildend, blutstillend, stoffwechselfördernd, haarwuchsfördernd

Anwendungsbereiche:

Appetitlosigkeit, Harnwegserkrankungen, Rheumatismus, Gicht, Schuppen, Frühjahrsmüdigkeit, Verstopfung, Durchfall, Magenschwäche, Nierenschwäche, Diabetes, Bluthochdruck, Menstruationsbeschwerden

Diese wehrhafte, auf den ersten Blick vielen Menschen garstig erscheinende Pflanze hat ein großes Heilungspotenzial. Nahezu überall können wir sie finden, und allein das sollte unsere Aufmerksamkeit für sie wecken. Sie enthält alle essenziellen Aminosäuren, die wir benötigen. Außerdem viel Eisen, Magnesium, Kieselsäure, Kalzium, Vitamine und andere wichtige Vitalstoffe. Sie versorgt uns mit vielem, was uns guttut, und ist beispielsweise Salaten haushoch überlegen. Im Vergleich zu Kopfsalat enthält sie 17-mal so viel Kalzium, fast 7-mal so viel Magnesium und auch 7-mal so viel Eisen. Es ist gut, sich solche Zahlen immer wieder vor Augen zu halten, denn es zeigt uns, dass wir keine Nahrungsergänzungsmittel zu kaufen brauchen, wenn man diese Wunderpflanze und einige ihrer Schwestern regelmäßig im Smoothie verarbeitet und frisch zu sich nimmt. Ein weiteres schönes Beispiel für die Potenz der Brennnessel ist dieses: Im Vergleich zur Zitrone, die auf 100 g 55 mg Vitamin C enthält und ja ständig als *der* Vitamin C Lieferant schlechthin beworben wird, enthalten 100 g Brennnesselkraut 6-mal mehr, nämlich 333 mg. 50 g frische Brennnesseln, das sind ungefähr zwei Handvoll, können Sie gut in einem morgendlichen Smoothie unterbringen. Die Empfehlungen für den täglichen Bedarf an Vitamin C schwanken zwischen 40 mg (WHO) und 100 mg. Sie sind also mit über 150 mg reinem, frischen Vitamin C gut dabei und brauchen sich auch nicht zu sorgen, dass das zu viel sein könnte, denn in dieser or-

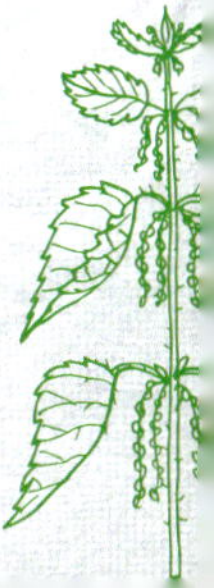

ganisch gebundenen Form wird einfach ausgeschieden, was zu viel ist.

Mit ihrer blutreinigenden und entgiftenden Wirkung zählt die Brennnessel zu den wichtigsten Fastenkräutern. Sie bewirkt Wunder im gesamten Stoffwechsel und ist mit Löwenzahn und Giersch zusammen die Frühjahrskurpflanze schlechthin – alle drei gehören zu den früh austreibenden Entschlackungskräutern. Genau zur Fastenzeit vor Ostern sprießen ihre ersten Triebe fröhlich zusammen mit dem ersten frischen Gras. Im Frühjahr lässt sich die gesamte Pflanze gut ernten und in den Smoothie geben. Solange ihre Triebe noch weich und saftig sind, kann man sie ebenfalls verwenden. Später im Jahr wird der Trieb zäh und fast holzig. Die Brennessel war früher übrigens neben Hanf und Lein die wichtigste

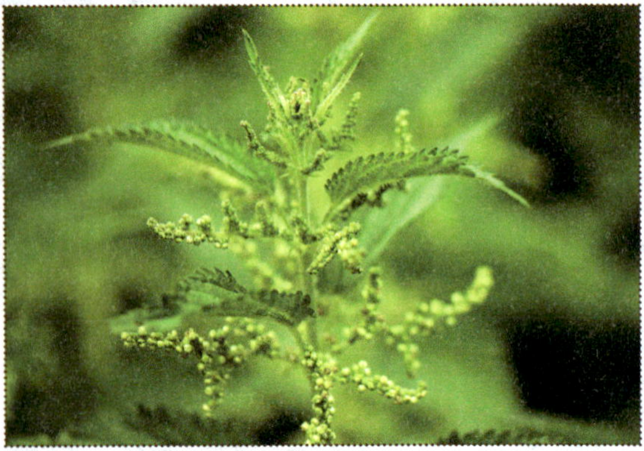

Pflanze zur Fasergewinnung für Textilien. Im Sommer erntet man nur die blühenden Triebspitzen und ab Hochsommer und im Herbst die sehr nahrhaften, mineralienreichen Samen. Wer unerschrocken genug ist, nimmt den Trieb 15–20 cm unterhalb der Triebspitze zwischen Daumen und Zeigefinger, drückt beide fest zusammen und zieht sie nach oben, sodass die oberen Samen und Blätter komplett in die hohlen Hand fallen – so erntet man viele Samen auf einmal. Wer zu ängstlich ist, dem sei ein Kindertipp gegeben: Wenn man die Luft anhält, brennt die Brennnessel nicht! Ich musste schmunzeln, als ich diesen Ratschlag einmal von einem sechsjährigen Mädchen bekam, aber er ist weise: Brennnesseln sind mit ihren Brennhaaren und dem hohen Eisengehalt wahrhaft animalische Pflanzen. Wenn man ihnen mit einer gewissen Entschlossenheit entgegentritt ist das besser, als schüchtern einen ängstlichen Versuch zu wagen – den Zaghaften seien Gartenhandschuhe für die Ernte empfohlen. Allerdings ist es eine gesunde Übung, seine Scheu zu überwinden und die Angst vor dem »Verbrennen« loszulassen.

Jucken, Quaddeln und Hautrötungen werden durch die in der Brennnessel enthaltenen Histamine und die Ameisensäure verursacht. Diese durchblutungsfördernde Wirkung machten sich die Menschen schon früh zunutze – die Brennnessel galt deswegen jeher als wirkungsvolles Hausmittel gegen Rheuma. Je öfter man mit der Brenn-

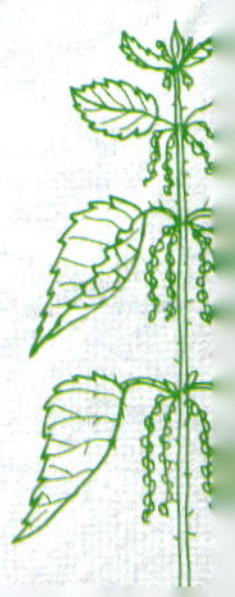

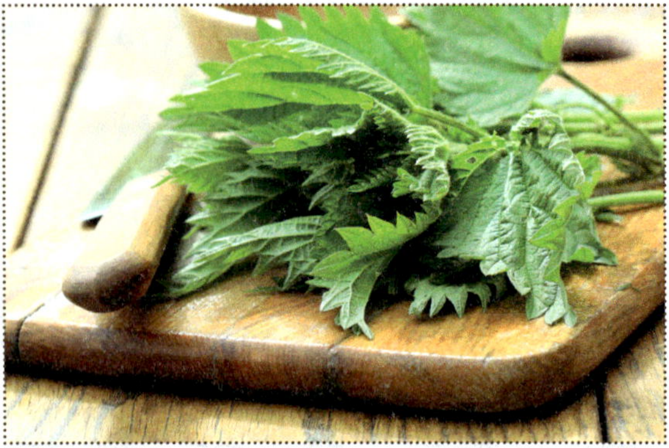

nessel in Berührung kommt, je weniger Angst man vor ihr hat und je gesünder man wird, desto weniger Hautreizungen wird es geben.

Ein Forstwirt erzählte mir hierzu eine lustige Anekdote aus seiner Studienzeit: Die Gruppe von Studenten stand aufmerksam im Wald und lauschte den Worten eines alten Revierförsters, da stimmte er ein Loblied auf die Brennnessel an. Zu ihren Füßen wuchsen genug davon, und er bückte sich und pflückte eine. Um zu demonstrieren, wie gesund sie ist und dass man keine Angst vor ihr zu haben braucht, zog er den Brennnesseltrieb zweimal durch die hohle Hand und aß ihn vor der verblüfften Menge mit Stiel und Stumpf. Die Studenten staunten nicht schlecht über diese eindrucksvolle Begegnung mit Förster und Brennnessel.

Je nach Standort liefert die Brennnessel zwei- bis viermal so viel Eisen wie ein Rindersteak und ist so frisch als Smoothie zubereitet sehr hilfreich bei Eisenmangel. Auch in der Medizin sind viele Erfolgsgeschichten der Brennnesseln bekannt. Zum Beispiel besserten sich bei einer Versuchsgruppe von Rheumapatienten die Beschwerden um bis zu 70 %, wenn sie gerade mal 50 g Brennnesselmus am Tag aßen. Ihre Samen schmecken nussig und regen den Haarwuchs an – was Pferdehändler sich früher mit dem Füttern von Brennnesselsamen zunutze gemacht haben, funktioniert auch beim Menschen: Die Haare glänzen und wachsen kräftiger.

»Und wo bekommst du dein Eiweiß her?« Veganer können diesen Spruch schon nicht mehr hören. Die größten Landsäugetiere wie Elefanten, Nashörner, Giraffen ernähren sich vegan, ebenso die muskelbepackten Gorillas. Für uns, die wir die Brennnessel zu zähmen wissen, gehört sie zu den wertvollsten Eiweißspendern. Im direkten Vergleich der Trockenmassen enthält die Brennnessel bis zu 40 % mehr Eiweiß als Soja. Man weiß mittlerweile außerdem, dass Eiweiß, das in Form von Aminosäuren vorkommt, für den Körper wesentlich besser zu verstoffwechseln ist. Brennnessel und Luzerne enthalten zum Beispiel alle essenziellen Aminosäuren.

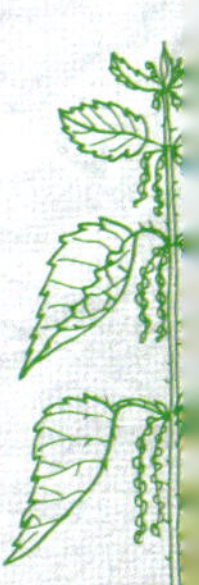

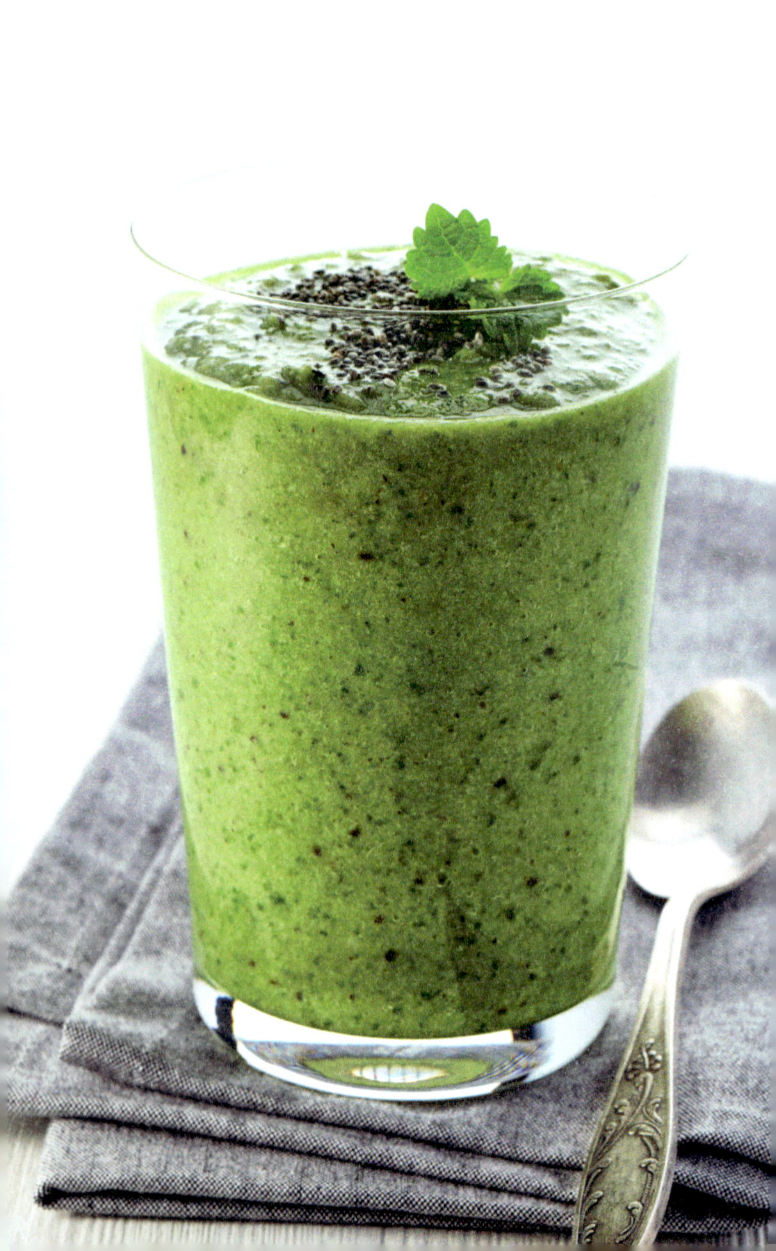

Smoothie: Wachmacher

2 Handvoll frisch geerntete Brennnesseln
3 Blätter Löwenzahn (oder mehr, dann leicht bitter)
1 Zitrone mit 1/3 der Schale
2 Äpfel
1 Banane
Ein paar Blätter frische Minze oder
Basilikum (im Sommer), ein Stück Ingwer (im Winter)
1 EL Baobabpulver
1 TL Chiasamen
300–500 ml Quellwasser (nach Belieben)

Das Obst klein schneiden und zusammen mit den anderen Zutaten in den Mixer geben, 50 Sekunden lang mixen und am besten sofort genießen.

Dieser Smoothie ist sehr erfrischend und sorgt für einen kraftvollen Start in den Tag. Die Smoothieerfahrenen können auch die Obstmenge reduzieren oder durch Gurke ersetzen. Chia und Baobab sind gesunde Beigaben, doch wer sie nicht im Haus hat, kann den Smoothie auch sehr gut ohne sie genießen.

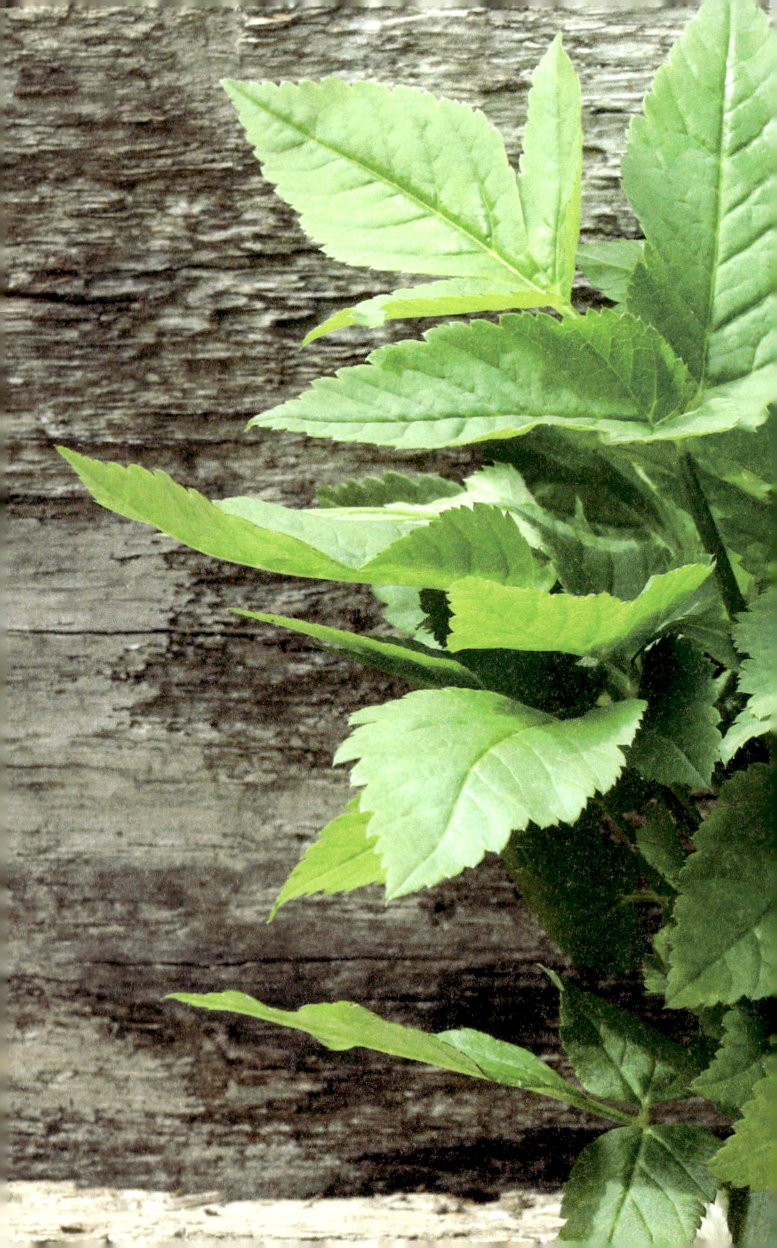

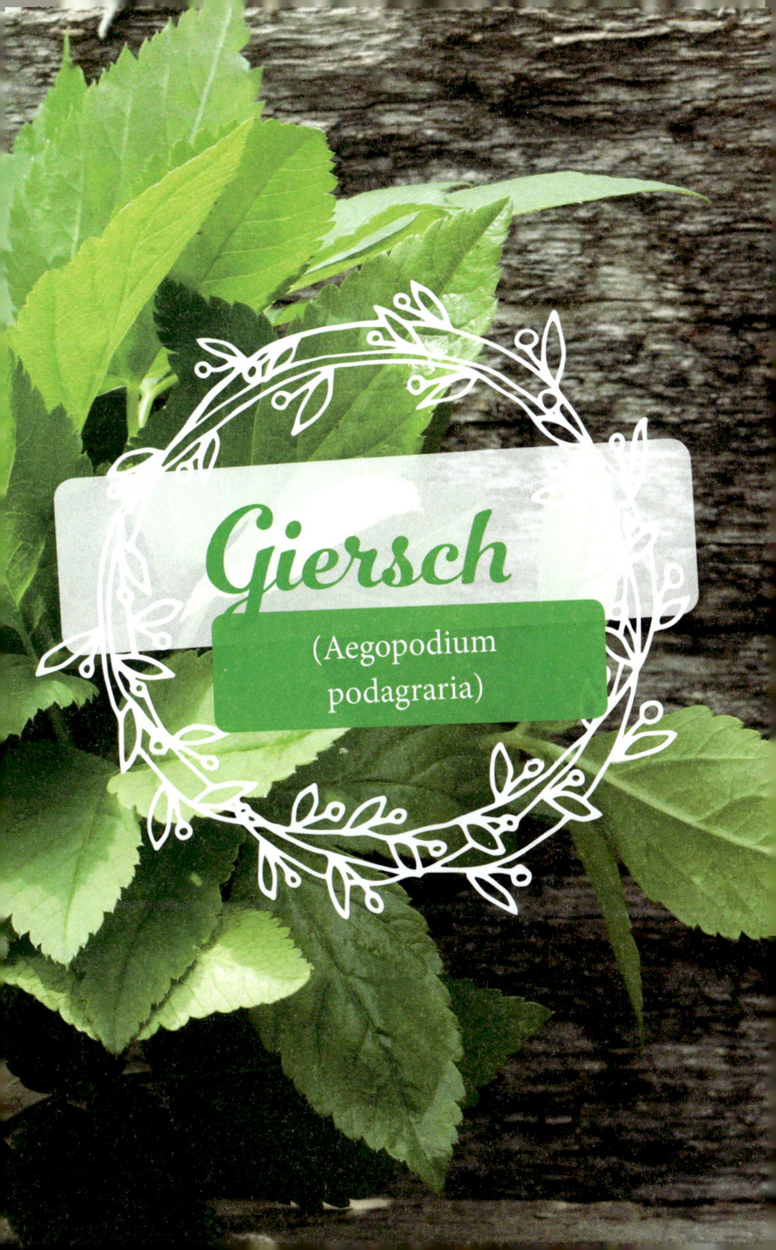

Giersch

(Aegopodium podagraria)

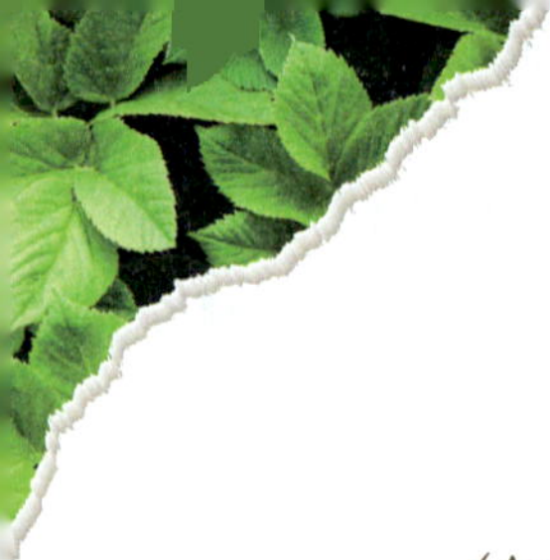

Giersch

(Aegopodium podagraria)

Blütezeit:
Mai–August

Standort:
schattig bis halbschattig, auf stickstoffreichem Boden, in Gärten, Wäldern, Hecken und Gebüschen

Verbreitung:
in ganz Europa, außerdem in Nordamerika und in den gemäßigten Klimazonen Asiens

Erkennungsmerkmale:
krautige, ausdauernde Staude
Wichtigstes Erkennungsmerkmal: dreieckiger Blattstielquerschnitt; Geruch petersilienartig; junge Blätter bei Austrieb glänzend und teilweise bräunlich-violett
Blätter: dreilappig – drei mal drei: dreieckiger Stiel, drei Blätter, jeweils dreizählig; unter Umständen leicht mit Wiesenbärenklau zu verwechseln – Wiesenbärenklau ist jedoch behaart, Giersch immer unbehaart!

Sammelgut:
zarte, frisch entfaltete Blätter und Sprosse

Sammelzeit:
März–Juli

Sammelvorschrift:
junge Blätter und Sprosse werden vor der Blüte gepflückt; glänzend und etwas gläsern wirkend sind sie am schmackhaftesten

Inhaltsstoffe:
Vitamin C: 201 mg in 100 g, Provitamin A: 0,6845 mg in 100 g, Eiweiß: 6,7 g in 100 g, Eisen, Kalzium, Magnesium, Kupfer, Mangan, Titan, Bor, Kalium, Kieselsäure, ein Saponin, Polyin, Harz, Ätherische Öle

Heilwirkung:
abführend, antirheumatisch, beruhigend, entwässernd, entzündungshemmend, harnsäurelösend, harntreibend, verdauungsanregend

Anwendungsbereiche:
Blasenentzündung, Durchfall, Gicht, Hämorrhoiden, Ischias, Rheuma, Skorbut, Übergewicht, Verdauungsschwäche, Wunden

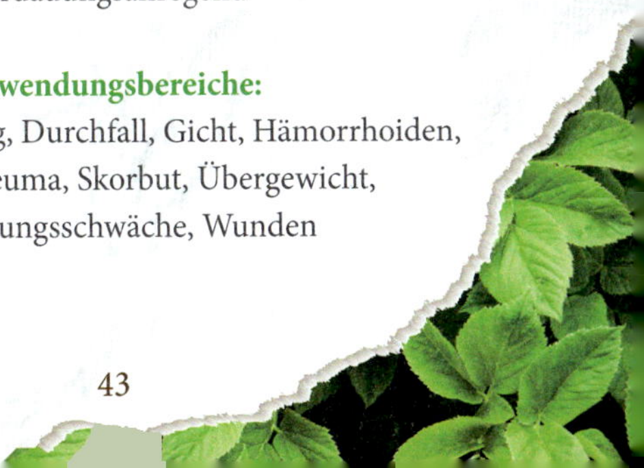

Wer in einer beliebigen Suchmaschine im Internet nach Giersch sucht, erhält gleich als zweiten Wortvorschlag »bekämpfen« – ich war überrascht, das zu sehen, aber anscheinend sind die Anhänger dieses Krauts nicht so zahlreich wie erhofft.

Tatsächlich schimpfen viele Gartenbesitzer über ihn? Wer in Waldrandnähe wohnt, kennt ihn meist – der Giersch ist unermüdlich im Ausbreiten seines Wurzelwerks und taucht hier und da im Garten auf. Ohne Rücksicht auf Beetbegrenzungen und von März bis Oktober findet man ihn immer wieder, wenn er sich einmal irgendwo niedergelassen hat.

Doch anstatt sich über ihn zu beschweren, kann man sich seine heilenden Eigenschaften im köstlichen Frühlingssalat oder Smoothie zunutze machen. Er entfaltet als eines der ersten Kräuter oft noch vor Ostern seine jetzt noch ganz zarten Blättchen und schmeckt zu dieser Zeit nussig mild. Den mildesten Geschmack haben die Blätter, wenn sie ganz frisch ausgetrieben, noch glänzend und gar nicht fertig entfaltet sind. Die älteren Blätter bekommen einen etwas seifigen Geschmack und erinnern sehr an Petersilie, Sellerie oder Pastinakenblätter. Sie sind dann nicht mehr jedermanns Sache, enthalten in diesem späteren Stadium aber mehr Chlorophyll. Einen Trick, um immer genügend junge Blätter ernten zu können, zeigte mir ein Freund auf seinem Hof: Der Giersch

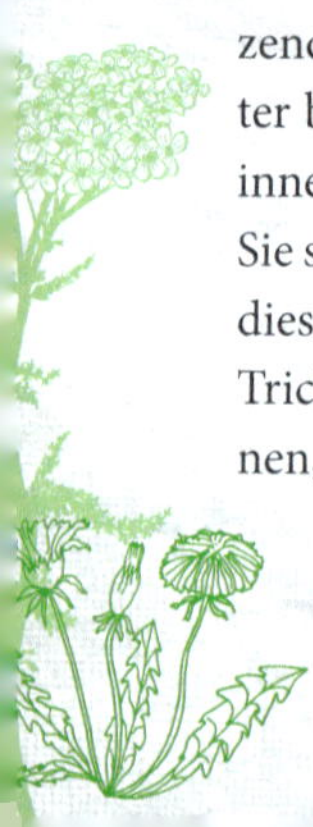

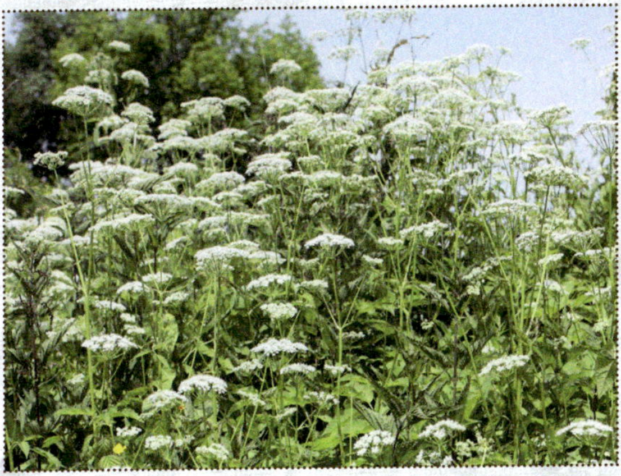

hatte dort eine große Fläche, auf der er sich ausbreiten durfte, und wurde regelmäßig, ca. alle vier Wochen, abgemäht. So trieben immer viele zarte junge Blätter, was sonst im Laufe des Jahres abnimmt. Der Vorteil: Er breitet sich auf diese Weise nicht weiter aus, als einem lieb ist. Durch das regelmäßige Mähen blüht er nicht oder erst spät. Viele Gärtner machen den Fehler, den Boden aufzuhacken, um den Giersch zu entfernen, weil sie ihren Garten »sauber« halten wollen. Doch jeder noch so kleine Wurzelausläufer des Gierschs, durch die Hacke abgetrennt, ergibt eine neue vitale Pflanze. Man könnte sagen: Der Giersch lässt sich das nicht gefallen – Rache ist süß. Schöner wäre es, gar nicht böse über ihn zu denken und sein Vorkommen als persönliches Geschenk für die eigene Gesundheit zu erkennen.

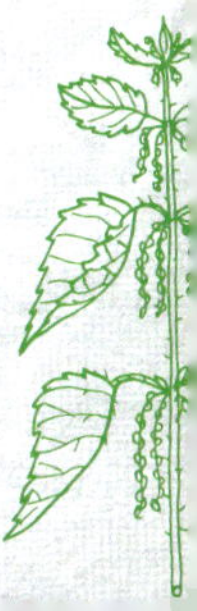

Der Giersch heißt im Volksmund auch Geißfuß oder Zipperleinskraut. Zipperlein ist eine alte Bezeichnung für Gicht. Ältere Leute hört man hin und wieder noch sagen: »Man hat halt so seine Zipperlein.« Ursprünglich bezog sich das auf den trippelnden Gang, zu dem die an Gicht Leidenden durch die Schmerzen gezwungen waren. Auch der botanische Name *Aegopodium podagraria* gibt einen Hinweis auf die Heilwirkung des Giersch, er bedeutet »Gicht heilender Ziegenfuß«. Aber auch andere Sprachen tun dies: »podagraire« (französisch), »Voeteuvelkruid« (niederländisch für »Fußteufelskraut«), oder »goutweed« (englisch für »Gichtkraut«). Solche volkstümlichen Namen sprechen Bände. So wundert es, dass in der Literatur, außer bei Wolf-Dieter Storl, der dem Giersch in seinem wundervollen Buch »Heilkräuter und Zauberpflanzen« ein Kapitel gewidmet hat, kaum etwas über die

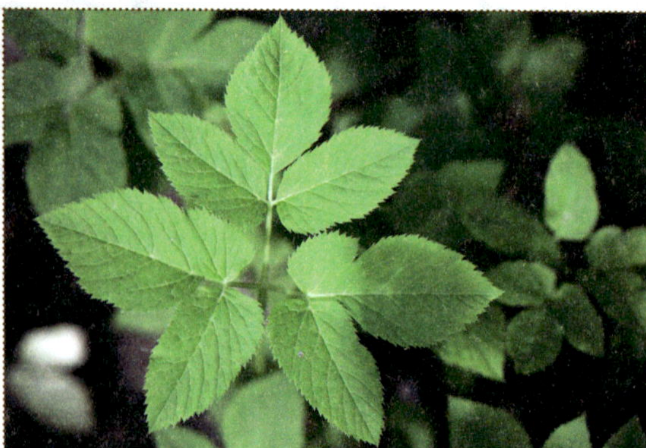

Heilkünste des Gierschs geschrieben steht. In der Kriegs- und Nachkriegsgeneration haben die meisten Menschen Zeiten der Entbehrung erfahren und mussten über Monate oder Jahre auf urgesunde Wildgemüse wie Giersch, Brennnessel oder Löwenzahn zurückgreifen. Viele dieser Menschen kennen aus ihrer Kindheit Brennnesselspinat und einen deftigen Eintopf mit Giersch. Und so schwer diese Zeit auch gewesen sein mag – für die Menschen auf dem Land war das wenige, aber nährstoffreiche Essen letztendlich gesünder als es das heutige Überangebot mit Unmengen industriell verarbeiteter Nahrung ist.

Der Giersch ist der einzige hier vorgestellte Doldenblütler (Umbelliferae). Diese sehr große Pflanzenfamilie, auch Schirmblütler genannt, beherbergt viele unserer besten Wurzelgemüse (Karotten, Pastinaken, Sellerie) und unserer Gewürzpflanzen (Petersilie, Dill, Fenchel, Anis, Koriander, Kümmel). Aber auch einige der giftigsten Pflanzen unserer Breiten gehören zu ihr, weswegen ich kurz auf das Thema »Verwechslungsgefahr« eingehen möchte und den Grund, warum gerade Giersch in diesem Büchlein seinen Platz gefunden hat. Es gibt zwar zahlreiche andere Wildpflanzen aus der Familie, die ebenso nahr- und schmackhaft sind, wie der Wiesenkerbel, die Wilde Möhre oder Wiesenbärenklau. Wenn ich aber gefragt werde, welche Pflanzen ich für Wildkräuterneulinge nicht empfehlen würde, lautet meine Antwort ziemlich prompt: die Doldenblütler. Der Giersch

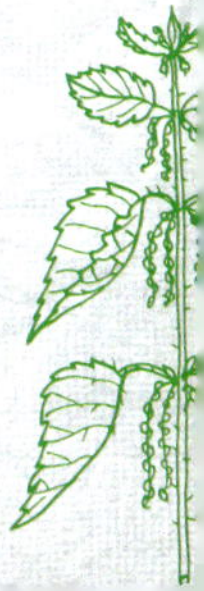

nimmt hier eine Sonderposition ein und ist durch seine drei- bis fünflappigen, glatten, unbehaarten Blätter wirklich gut abzugrenzen. Diese haben höchstens Ähnlichkeit mit der Pastinake, deren Blätter auch ähnlich schmecken, und die ebenso zu den hervorragenden Nährstoffträgern gehört, also im Smoothie genauso willkommen wäre. Die meisten Gartenbesitzer kennen ihn sowieso, und ich will vor allem jenen, denen er bisher im Weg war, Inspiration geben, ihn mit neuen Augen zu betrachten.

Wiesenkerbel, -kümmel, Wilde Möhre und andere sind hingegen leichter mit wirklich giftigen Pflanzen zu verwechseln, die der Vollständigkeit halber hier kurz erwähnt werden sollten. Selbst Botaniker schauen hier zweimal hin, wenn die Pflanze nicht grade in Blüte steht oder Samen trägt, denn in diesen Stadien verfügt die Pflanze über mehr Bestimmungsmerkmale, die die Unterscheidung einfacher machen. Wer jedoch nicht auf Doldenblütler spezialisiert ist, der sollte Unsicherheiten besser ausschließen.

Giftige Doldenblütler, die versehentlich gepflückt werden könnten, sind Hundspetersilie, Taumelkälberkopf, Wasserschierling und gefleckter Schierling. Besonders die letzten beiden können auch schon in kleinen Dosen tödlich wirken.

Der Schierlingsbecher, den Sokrates zu seiner Hinrichtung trank, enthielt angeblich nur einen Fingerhut voll Saft. Das enthaltene Gift Coniin lähmt das Rückenmark und die Atmung. Der Tod setzt bei vollem Bewusstsein durch Atemstillstand ein.

Die Herkulesstaude, die auch ein Doldenblütler ist, wirkt hingegen phototoxisch, d. h., ihr Saft reagiert auf der Haut zusammen mit Sonnenlicht und löst dadurch leichte bis schwere Entzündungen und Blasenbildungen aus. Spaziergänger, die an heißen Tagen die Idee haben, ihre riesigen Blätter als Schatten spendende Sonnenhüte zu verwenden, müssen dies schmerzhaft erfahren.

Trotz alledem ist es traurig, dass so viel Besorgnis vor unseren Wildkräutern verbreitet wird, denn die hier genannten giftigen sind, neben wenigen anderen wie Maiglöckchen, Einbeere, Eisenhut, oder Fingerhut, ziemlich allein auf weiter Flur. In den Gärten findet man viel mehr Giftpflanzen (Christrose, Engelstrompete, Stechapfel, Goldregen, Blauregen, Eibe, Bohnen). Der Anteil an Giftpflanzen an der heimischen Flora ist hingegen verschwindend gering.

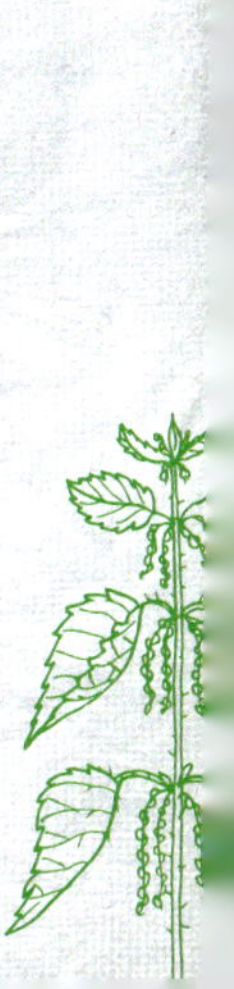

Smoothie: Gicht ade!

2 Handvoll frisch geerntete Brennnesseln
2 Handvoll frisch geernteter Giersch (oder mehr)
Löwenzahn nach Belieben
1 Zitrone mit 1/3 der Schale
2 Äpfel
2 Birnen
1 TL Chiasamen
300–500 ml Quellwasser (nach Belieben)

Das Obst klein schneiden und zusammen mit den anderen Zutaten in den Mixer geben, 50 Sekunden lang mixen und am besten sofort genießen.

Man kann die Brennnessel ganz durch Giersch ersetzen, der Geschmack wird dann aber etwas eigenwilliger. Da die Brennnessel ebenfalls Harnsäure ausspült, passt sie gut in diesen Anti-Gicht-Smoothie. Gicht entsteht ja durch Ablagerung von Harnsäurekristallen in den Gelenken. Die Ursache ist meistens ein zu hoher Fleisch-, Kaffee oder Zuckerkonsum.

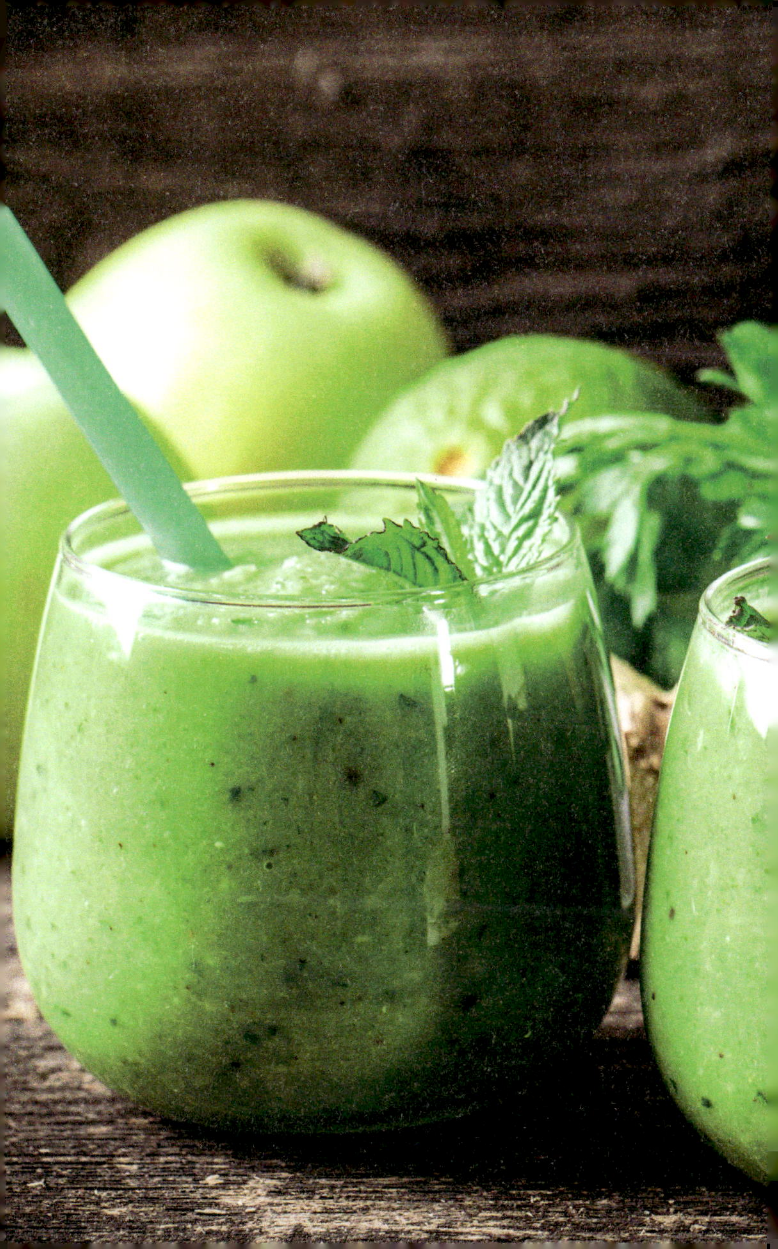

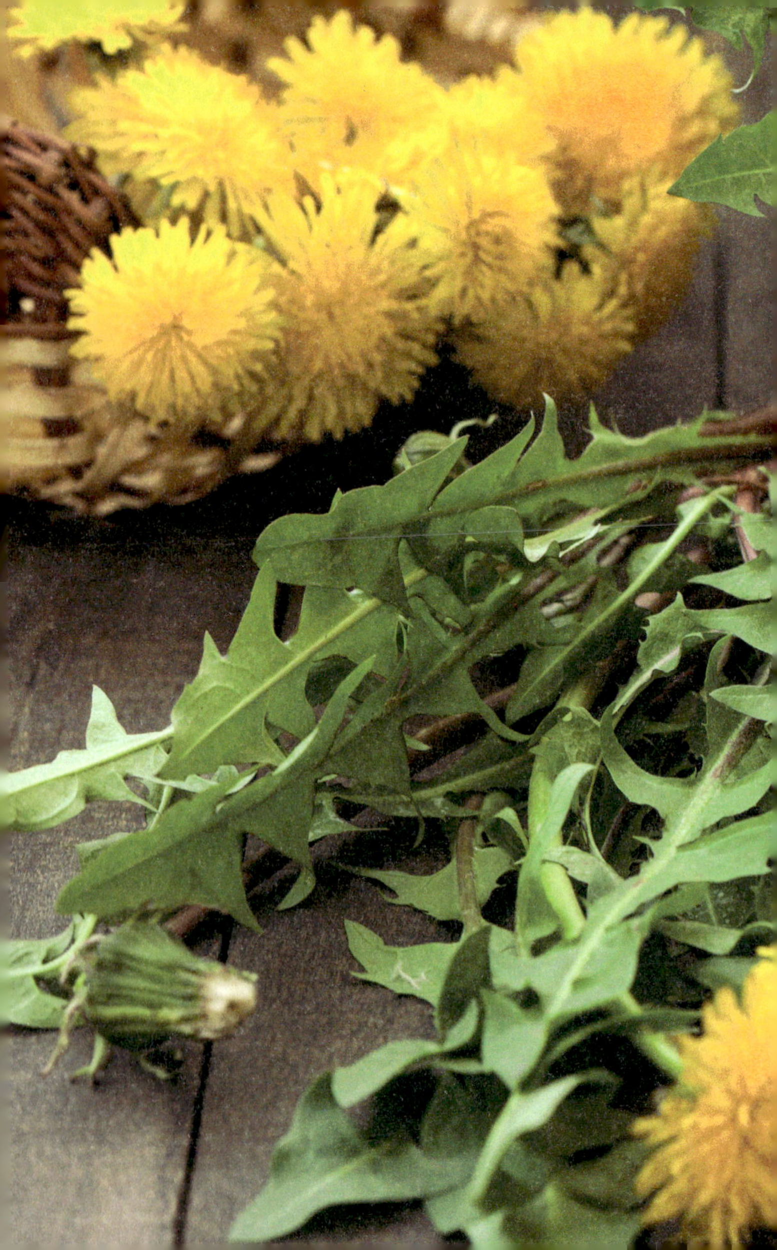

Löwenzahn

(Taraxacum)

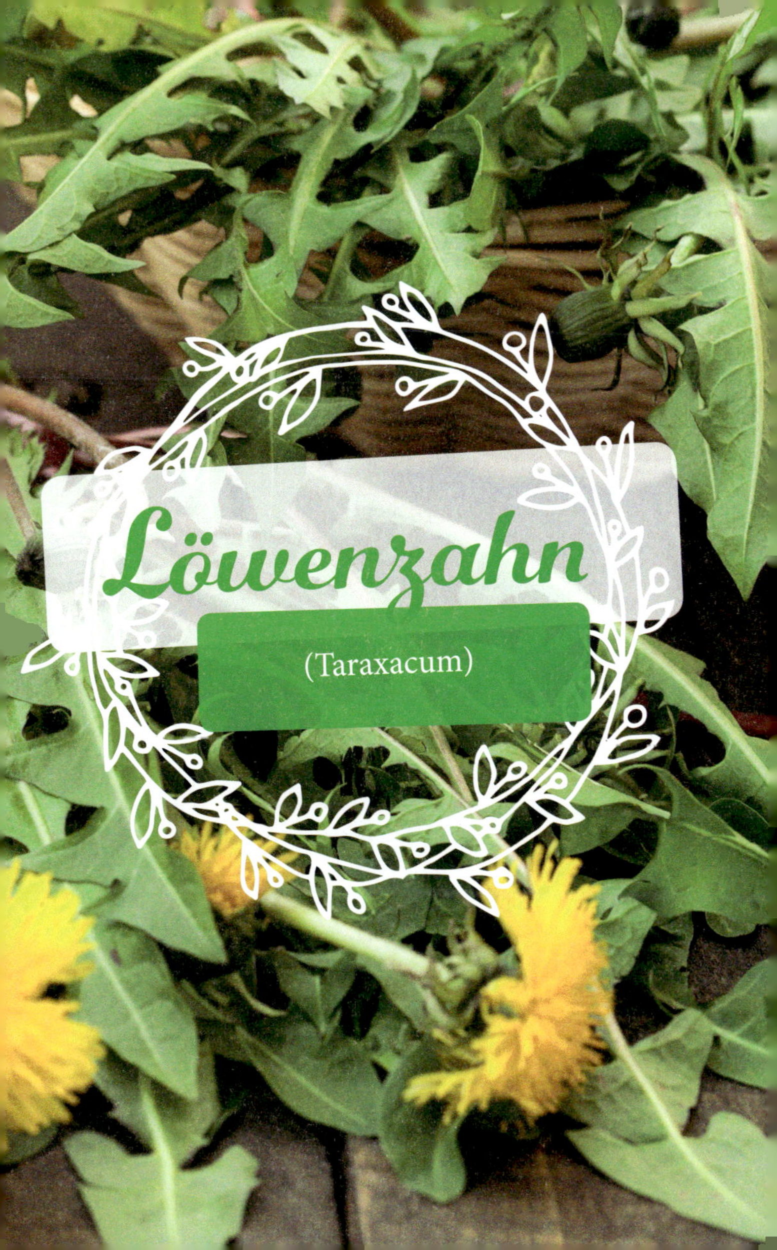

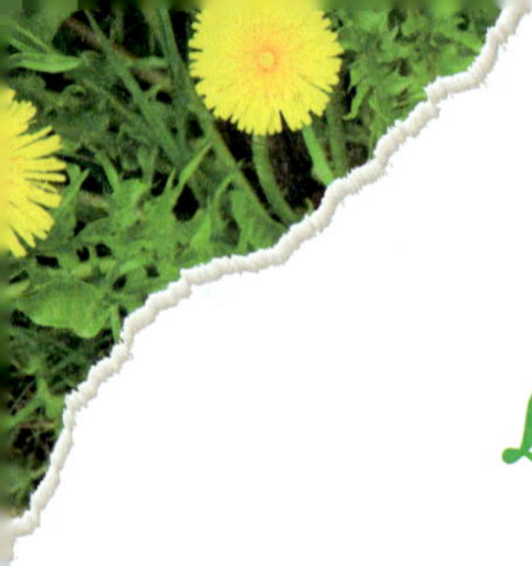

Löwenzahn

(Taraxacum)

Blütezeit:

April–September

Standort:

auf schweren und überdüngten Böden, aber auch an Wegrainen, Hecken, Äckern, Schuttplätzen und sogar asphaltierten Flächen, sonnig-halbschattig

Verbreitung:

weltweit einige tausend Löwenzahnarten

Erkennungsmerkmale:

krautige, ausdauernde Pflanze,
Blattrosetten ab März,
Blätter wenig bis stark gezahnt
(verschiedene Arten und Standorte)

Sammelgut:

ganze Pflanze, wenn gewünscht auch mit Wurzel

Sammelzeit:
April–November

Sammelvorschrift:
gesamte Pflanze: Blätter, Knospen, Blüten, Blütenstiele, Wurzeln (bitter!)

Inhaltsstoffe:
in der Wurzel bis zu 25% Inulin, ein für Korbblütler charakteristischer Zucker, die Bitterstoffe Taraxacin und Flavonoide, ätherisches Öl, Gerbstoff, Harz und Kautschuk, Xanthophylle, viele Vitamine und Mineralstoffe, besonders Eisen, Vitamin A und C

Heilwirkung:
blutbildend, blutreinigend, harntreibend, tonisierend, menstruationsfördernd

Anwendungsbereiche:
Bronchitis, Husten, Fieber, Appetitlosigkeit, Frühjahrsmüdigkeit, Verstopfung, Magenschwäche, Hämorrhoiden, chronische Gelenkerkrankungen, Rheuma, Gicht, Leberschwäche, Gallenschwäche, Gallensteine, Nierensteine, Allergien, Arteriosklerose, Wassersucht, Kopfschmerzen, Wechseljahrsbeschwerden, Schönheitsmittel, chronische Hautleiden, Pickel, Ekzem, Hühnerauge, Warzen

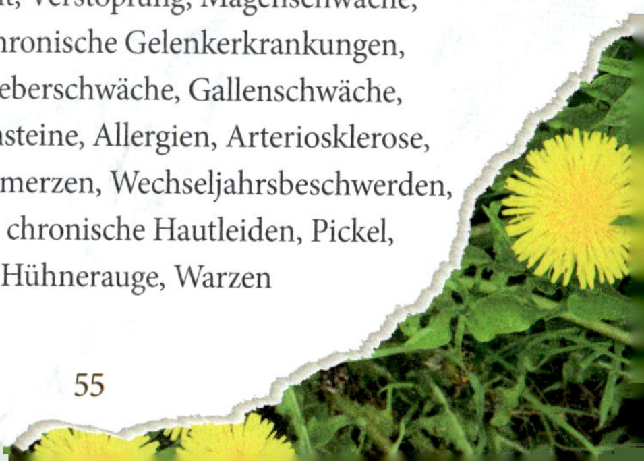

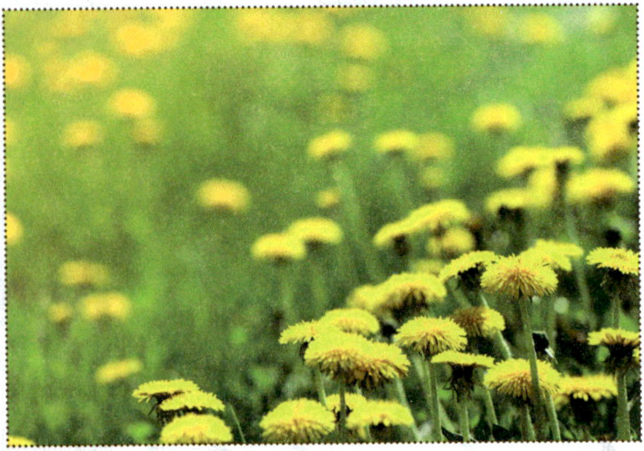

Wenn die Wiesen sonnig leuchten und das Goldgelb der Sonne in dieser anspruchslosen und so unermüdlichen Pflanze eingefangen ist, wissen wir: Der Frühling ist da, und der nächste Sommer kommt bestimmt! Kinder kannten früher zahlreiche Spiele rund um den Löwenzahn – auf den Dörfern war er ein willkommener Vertrauter zum fröhlichen Zeitvertreib. Egal, ob selbst geflochtene Blütenkränze, Löwenzahnknospen-Weitschießen oder Stielkringelsalat – Kinder haben in der Regel keine Berührungsängste. Höchstens die Erwachsenen hört man jetzt mahnen: »Vorsicht, der Milchsaft ist giftig!« All jene dürfen Sie in Zukunft gerne eines besseren belehren, denn es handelt sich hier wie bei vielem um einen weit verbreiteten Mythos. Die Sage vom giftigen Milchsaft trifft auf die Wolfsmilchgewächse zu. Wahrscheinlich hat sich dadurch eine Art Stille-Post-

Geschichte entwickelt, oder aber eine schlaue Mutter hatte keine Lust mehr, die braune Farbe der Milchsaftrückstände von Kinderhänden ab- und aus Kleidern auszuwaschen.

Der Löwenzahn begleitet uns von Ostern bis Weihnachten und gehört zu den wichtigsten und am besten verfügbaren Heilkräutern: Er wirkt sehr reinigend in Leber und Galle, blutbildend und regenerierend auf den Verdauungstrakt. Damit gehört er, neben Brennnessel und Schafgarbe, zu den wichtigsten Fastenkräutern. Seine Bitterstoffe sind ein wahrer Jungbrunnen. In unserer Zeit ist Bitterkeit in Lebensmitteln nicht »in«. Sogar aus den als bitter bekannten Salatsorten wie Chicoree und Endivien wurden die Bitterstoffe in den letzten Jahrzehnten herausgezüchtet. Dabei täten wir unserer Leber damit einen großen Gefallen. Durch den hohen Konsum von Industrienahrung, Zucker und Getreide ist die Leber der meisten Menschen stark überlastet und die Gallenblase in jungen Jahren oft schon gefüllt mit einer beachtlichen Menge Gallensteine. Eine Röntgenschwester erzählte mir, dass früher auf Röntgenbildern nur sehr selten Steine in der Gallenblase zu sehen waren, aber in den letzten 15 Jahren die weißen (d. h. gefüllten) Gallenblasen dramatisch zugenommen hätten. Das spricht für durchweg überlastete Lebern. Mit genügend Bitterstoffen und natürlich viel grüner, lebendiger Nahrung könnte man dieser Überbelastung erfolgreich entgegenwirken.

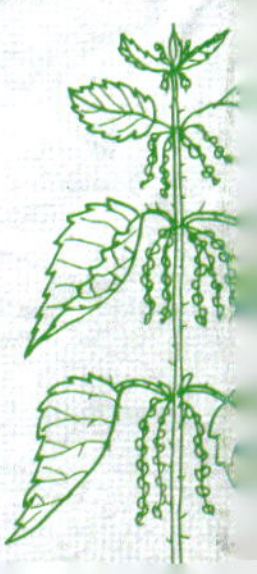

Löwenzahn ist reich an Vitaminen. Er enthält beispielsweise 40 mal mehr Vitamin A als Kopfsalat. Vitamin A ist nicht nur für eine gute Sehschärfe, sondern auch für den Aufbau der Haut, Schleimhäute, Knochen, und vor allem ein gutes Immunsystem verantwortlich. Außerdem hat Löwenzahn achtmal mehr Vitamin C und Kalzium als Kopfsalat, und sehr viele wertvolle Bitterstoffe, die Leber, Galle und dem gesamten Stoffwechsel sehr hilfreich sind. Er fördert die Entschlackung und Fettverbrennung und ist sehr wirksam bei vielerlei Leiden wie Gicht, Diabetes und Krebs. Durch die vielen Mineralien wirkt er als wahre Basenschwemme und somit auch bei stoffwechselbedingtem Unwohlsein. Wer zu Migräne neigt oder abends über die Stränge geschlagen hat, kann mit ein paar Blättern Löwenzahn im Smoothie seinen Tag retten.

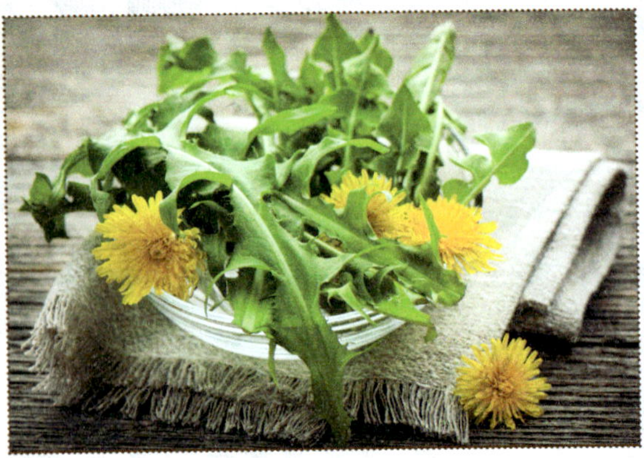

Der positive Einfluss von Löwenzahn auf die Leber kann durch Kurkuma noch verstärkt werden. Die Leber ist ein ausdauerndes, sehr regenerationsfähiges Organ, das erstaunliche Leistungen vollbringt: Nachdem die Nahrung im Dünndarm verstoffwechselt wurde, durchlaufen alle Stoffe, die aus dem Darm in die Blutbahn aufgenommen wurden, die komplette Leber. Hier landen außerdem alle Umweltgifte, die über die Atmung oder die Haut aufgenommen wurden. Sie ist nach heutigem Wissensstand das einzige Organ, das nachwachsen kann. So genügt bei einer Lebertransplantation für ein Kind beispielsweise ein Stück Leber, um eine vollständig neue Leber auszubilden.

Der Löwenzahn ist nicht nur sehr artenreich, seine Gestalt passt sich auch dem Standort an, an dem er wächst. So kann dieselbe Art sehr unterschiedliche Formen hervorbringen: von sehr kleinen, nur wenige Zentimeter großen, trockenresistenten Blättchen bis hin zu 50 cm langen, saftigen Blättern ist er ein Überlebenskünstler schlechthin. Doch lassen Sie sich beim Sammeln nicht verunsichern – alle Löwenzahnarten sind essbar!

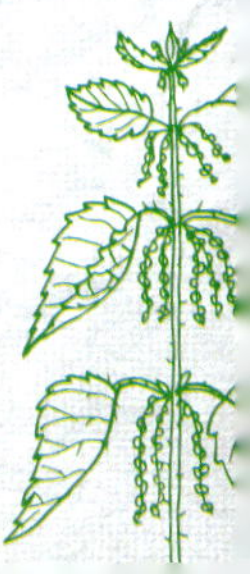

Smoothie: Leberpfleger

2 Handvoll frischer Grünkohl oder Brennesseln
10 Löwenzahnblätter und je nach Jahreszeit
zusätzlich 5 Löwenzahnblüten
1 TL Kurkuma
½ Avocado
1 Zitrone mit 1/3 der Schale
½ Gemüsegurke
1–2 Bananen oder anderes Obst zum Süßen
300–500 ml Quellwasser (nach Belieben)

Das Obst und das Gemüse klein schneiden und zusammen mit den anderen Zutaten in den Mixer geben, 50 Sekunden lang mixen und am besten sofort genießen.

Bei diesem Smoothie gilt: Je bitterer, desto gesünder, aber quälen Sie sich nicht! Generell wirkt allein das Chlorophyll schon Wunder für Haut und Leber, die eng zusammenhängen – bei einer gesunden, unbelasteten Leber ist auch das Hautbild gut. Wenn die Leber aber mit minderwertiger Nahrung z. B. durch Zucker- oder Getreidekonsum oder auch mit Stress mehr Arbeit hat, erkennt man das meistens auch an Unreinheiten der Haut.

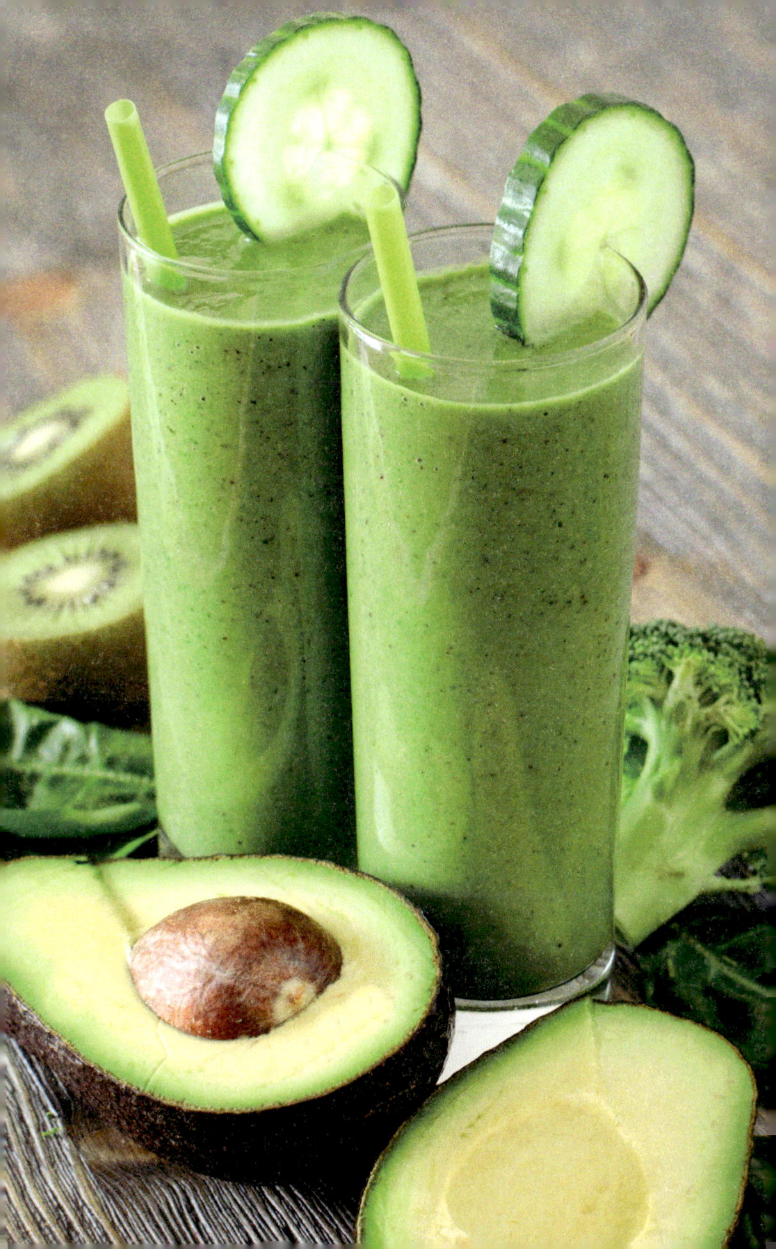

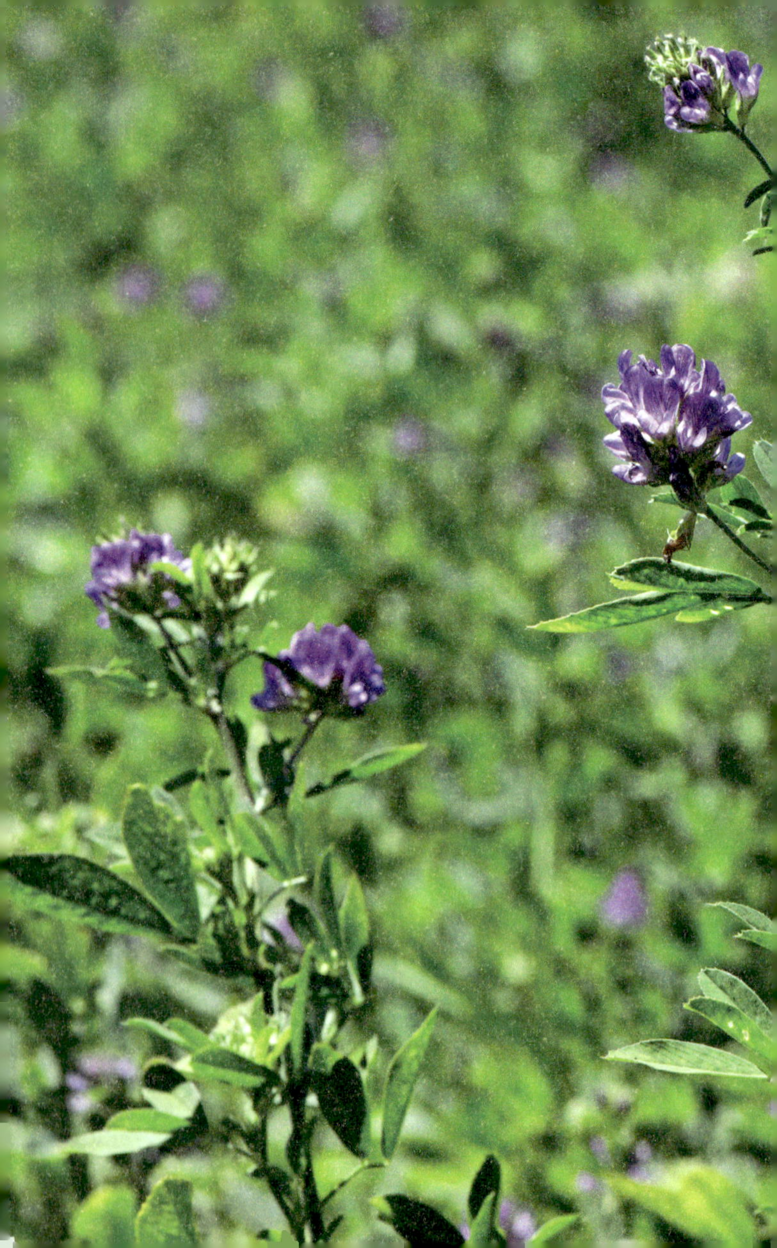

Luzerne

(Medicago sativa)

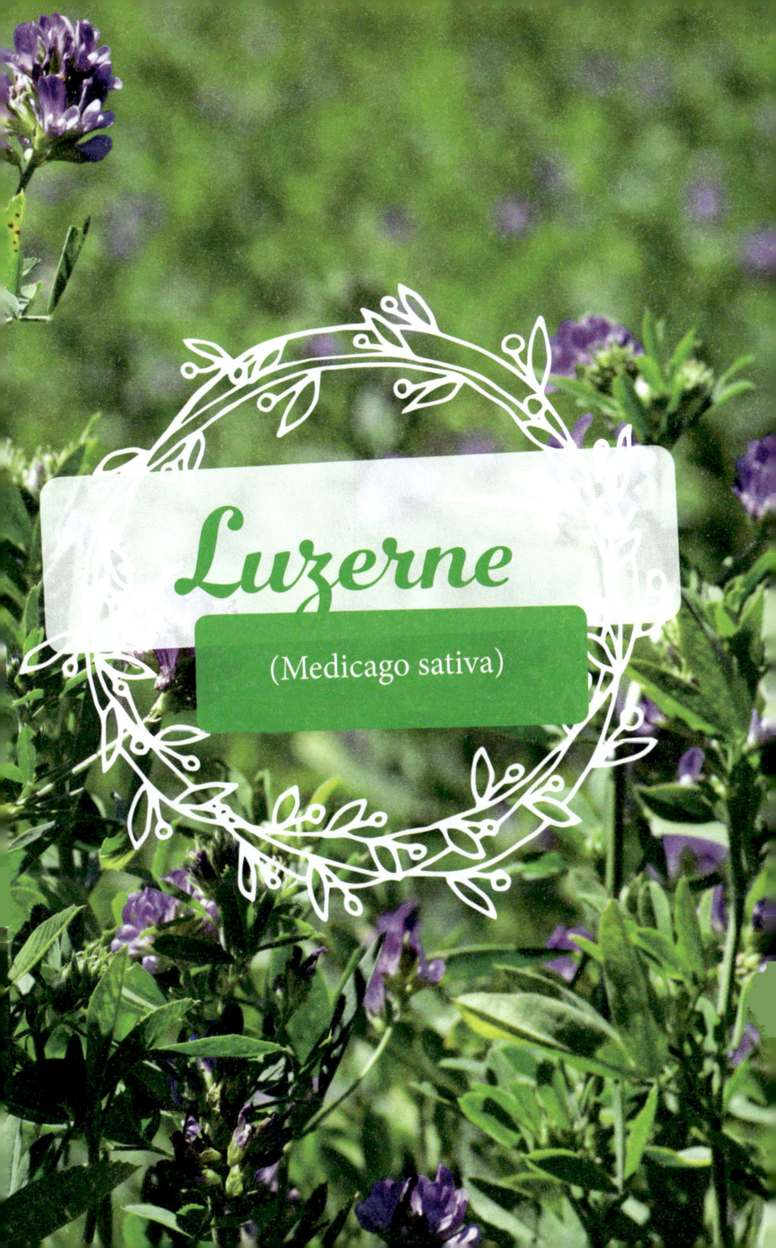

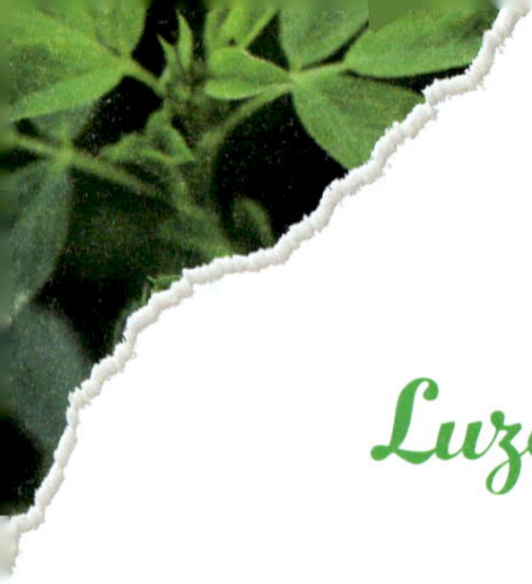

Luzerne – Alfalfa

(Medicago sativa)

Blütezeit:
Juni–Oktober

Vorkommen:
sehr wenig anspruchsvoll an den Boden, auf nährstoffreichen Lehm- und Kalkböden, aber auch auf Sandböden, verwildert an Straßen, Wegrändern und Trockenwiesen

Verbreitung:
weltweit in den gemäßigten Klimazonen, meist als Futterpflanze

Erkennungsmerkmale:
krautig, kleeähnlich, ca. 40 cm bis 1 m hohe winterharte Pflanze

Stängel: aufrecht, ästig, etwas kantig und kahl

Laubblätter: dreizählig und gestielt, wechselständig, Oberseite dunkelgrün, Unterseite graugrün und zart behaart

Blüten: in länglichen Trauben, hell- bis blauviolett
Hülsen: schneckenhausartig gewunden

Sammelgut:
Blätter und Sprosse, Blüten

Sammelzeit:
Blätter, Blüten und Sprosse: Mai–Oktober

Sammelvorschrift:
Blätter, Blüten und noch weiche Triebspitzen

Inhaltsstoffe:
Vitamine, besonders A, B2, B12, Eisen, Kalium, Chlorophyll

Heilwirkung:
harntreibend, entwässernd, entsäuernd, gefäßreinigend

Anwendungsbereiche:
Verdauungsprobleme, Gastritis, Mundgeruch, Harnwegsinfekte, Blasen-, Prostataerkrankungen, Gelenkschmerzen, Arthrose, Arthritis, Asthma, Diabetes, Nierenerkrankungen, Hautkrankheiten, Arterienverkalkung

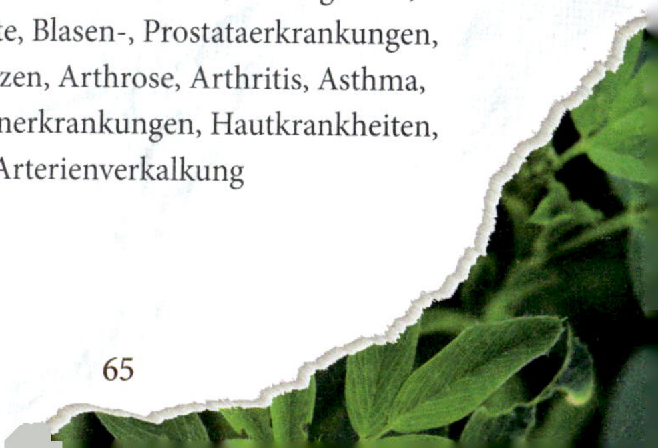

Botanisch gehört die Luzerne zu den Schmetterlingsblütlern. Zu dieser Pflanzenfamilie zählen auch unsere Erbsen, Bohnen, Kleesorten und die Zaunwicke. Sie bieten vielen Hummeln und Schmetterlingen Nahrung und sind deshalb ökologisch sehr wertvoll. Landwirte kennen diese Pflanzenfamilie auch als Leguminosen. Sie sind in biologisch wirtschaftenden Betrieben sehr beliebt, weil sie mithilfe von Knöllchenbakterien, die mit den Wurzeln der Pflanze eine Symbiose bilden, fähig sind, Stickstoff anzureichern. Bakterien und Pflanze helfen sich also gegenseitig. Die Bakterien sind in der Lage, Stickstoff aus dem Boden zu sammeln und an die Pflanze abzugeben. In der klassischen Dreifelderwirtschaft, wo jedem Acker mindestens eine Saison Pause zwischen den Ernten gegönnt wird, sehen wir auch die Luzerne wachsen. Sie lockert durch ihr sehr tief reichendes, feines Wurzelwerk den Boden sehr gut auf und kann aus armen Böden über mehrere Jahre fruchtbare Äcker machen. Für eine verantwortungsvolle Landwirtschaft gilt sie deswegen als eine der besten Gründüngungspflanzen überhaupt.

Sie wächst bei genügendem Niederschlag und ausreichenden Temperaturen – also in unseren Breiten – sehr schnell und ist deshalb und wegen ihrer hohen Nährstoffdichte ein sehr beliebtes Viehfutter. Das ist auch ein Grund, warum die Inhaltsstoffe der Luzerne schon früh erforscht wurden. Sie enthält alle zehn lebensnotwen-

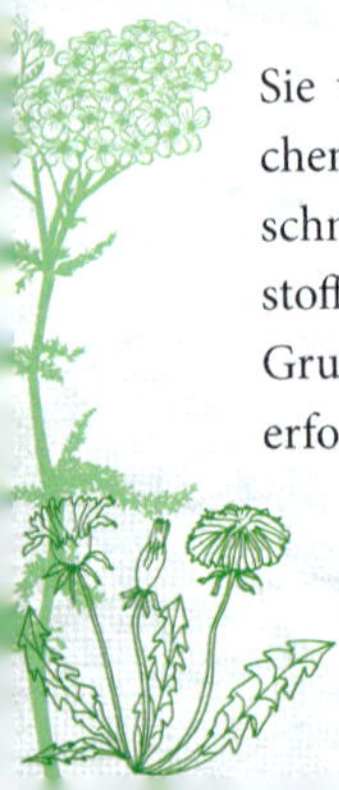

digen Aminosäuren, mit denen unser Körper nicht nur Muskeln, sondern auch alle anderen Gewebe wie Knochen, Knorpel, Sehnen und Bänder aufbaut.

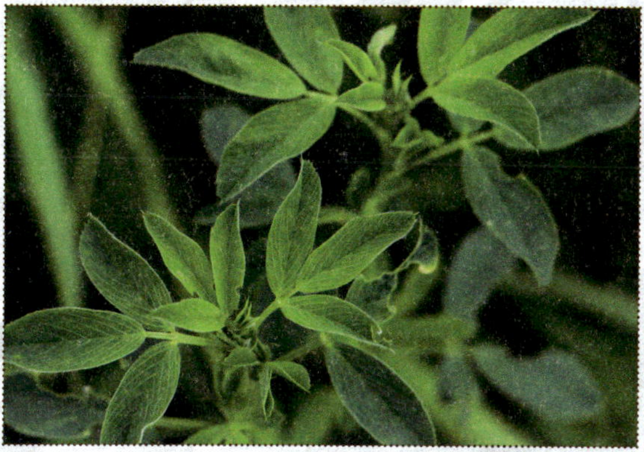

Der Luzerne gebührt aus meiner Sicht eine hohe Ehre. Wären alle landwirtschaftlich und gärtnerisch genutzten Grasflächen mit Luzerne bestanden, würden die Böden eine enorme Aufwertung erfahren. Es gäbe weniger Trockenstress für die darauf lebenden Bäume und Sträucher, denn der Boden könnte das Regenwasser viel besser speichern, und Insekten, Vögel und andere Tiere fänden mehr Nahrung. Die ausgewachsene Pflanze ist dabei sehr trockenresistent, weil sie tief wurzeln kann. So ist sie gleichzeitig ein wirkungsvoller Erosionsschutz. Die Luzerne ist die perfekte Pflanze, um ein Ökosystem aufzubauen. Wer sich mit Permakultur beschäftigt, also

Gärten, die kleine Ökosysteme nachempfinden, sollte unbedingt die Luzerne (oder ihren Bruder, den Rotklee) miteinbeziehen. Sie werden erstaunt sein, wie mannigfaltig die Vorteile sind, die der bewirtschaftete Garten davon trägt.

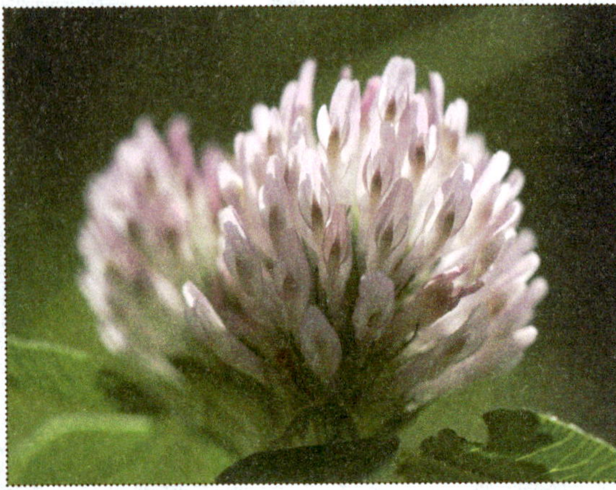

In Persien, der Heimat der Luzerne, galt sie schon vor Tausenden von Jahren als gute Futterpflanze. Ungefähr 470 v.Chr. wurde sie nach Europa gebracht – erst nach Griechenland, dann nach Italien. Zu Beginn des 16. Jahrhunderts gelangte sie durch die Kolonialherren nach Südamerika. Dort wurde sie dankend als Futter- und auch Nahrungsmittel angenommen. Noch heute weiß man dort die Potenz der ausgewachsenen Pflanze zu schätzen.

In Mexiko war ich ganz begeistert, als ich in einem Dorf einen Stand entdeckte, der frische Luzerne-Ananas-Smoothies mixte. Neben einem Berg vollreifer, duftender Ananas lag ein Haufen frisch geernteter Luzerne. Zwei Frauen mixten vergnügt die grünen Powerdrinks und erfreuten damit Bauarbeiter in ihrer Mittagspause oder Menschen, die auf den Bus warteten.

Bei uns ist die Luzerne praktisch nur als Viehfutter bekannt. Füttert man sie Pferden mit stumpfem Fell oder brüchigen Hufen, erkennt man schon die positive Wirkung, die ihre gesunden Nährstoffe im Organismus auslösen: Das Fell beginnt zu glänzen, die Hufe wachsen schneller und stabiler nach. Wir Menschen profitieren genauso davon, nämlich mit glänzenden Haaren und stärkeren Nägeln. Bei uns kennt man die Luzerne jedoch besser unter der Bezeichnung »Alfalfa«, was arabischen Ursprungs ist und »gute Nahrung« bedeutet.

Der Karotingehalt von Alfalfa ist außerordentlich hoch. Ein Glas Alfalfasprossen, das man gut in den Smoothie geben kann, enthält so viel Vitamin C wie sechs Gläser Orangensaft.

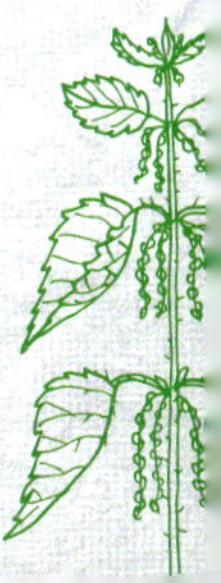

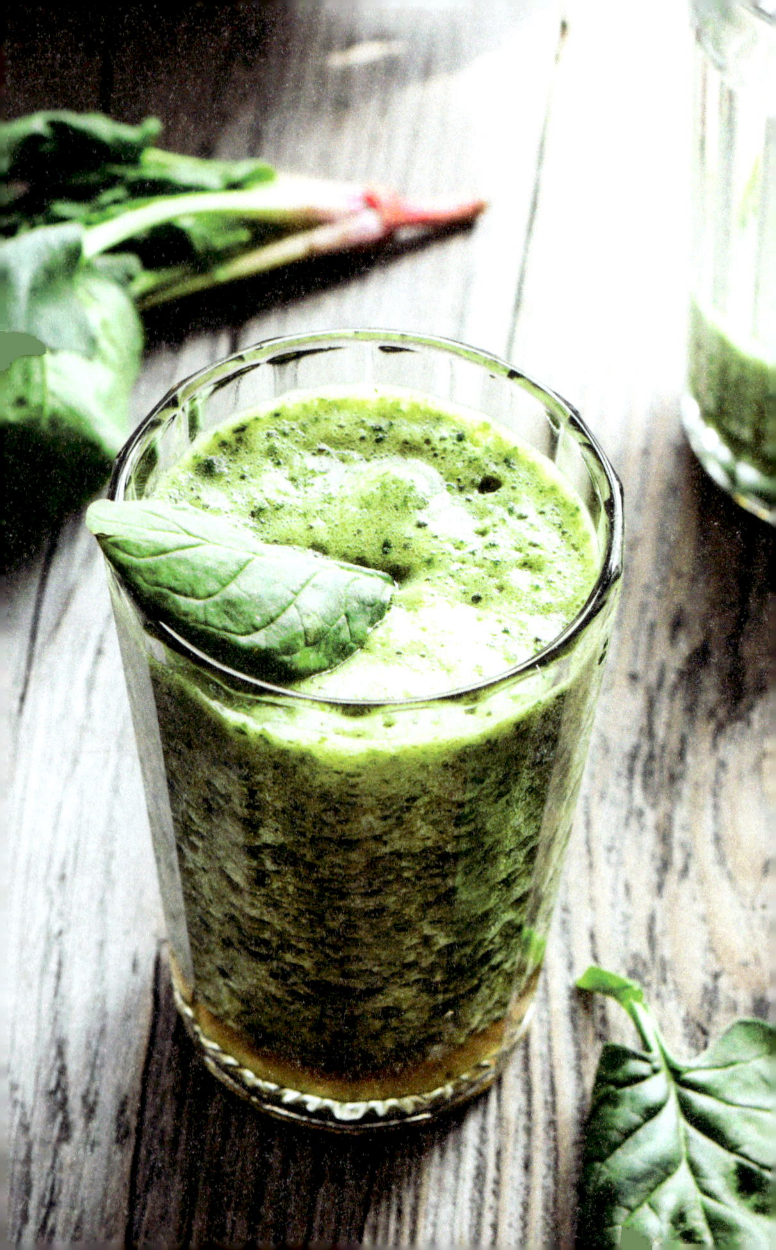

Smoothie: Viva Tepoztlán!

2 Handvoll frisch geerntete Luzerne
1/3 vollreife Ananas
1 TL Chiasamen
300–500 ml Quellwasser (nach Belieben)

Die Ananas klein schneiden und zusammen mit den anderen Zutaten in den Mixer geben, 50 Sekunden lang mixen und am besten sofort genießen.

Dieses Smoothierezept gilt meiner Erinnerung an das kleine mexikanische Städtchen Tepoztlán, wo die Luzerne sehr wertgeschätzt wurde. Zudem saß immer eine Frau mit Chiasamen auf dem Markt, die diese zum Kauf feilbot und selbst eingeweichte Chiasamen trank. In Deutschland war Chia damals noch unbekannt, aber ich schloss diese lustigen, an Krötenlaich erinnernden glitschigen Körnchen direkt ins Herz. Kinder lieben Chiasamen übrigens in Fruchtsaft – das sieht interessant aus und weckt im Mund ein Gefühl, das an Wackelpudding und Mohnsamen erinnert.

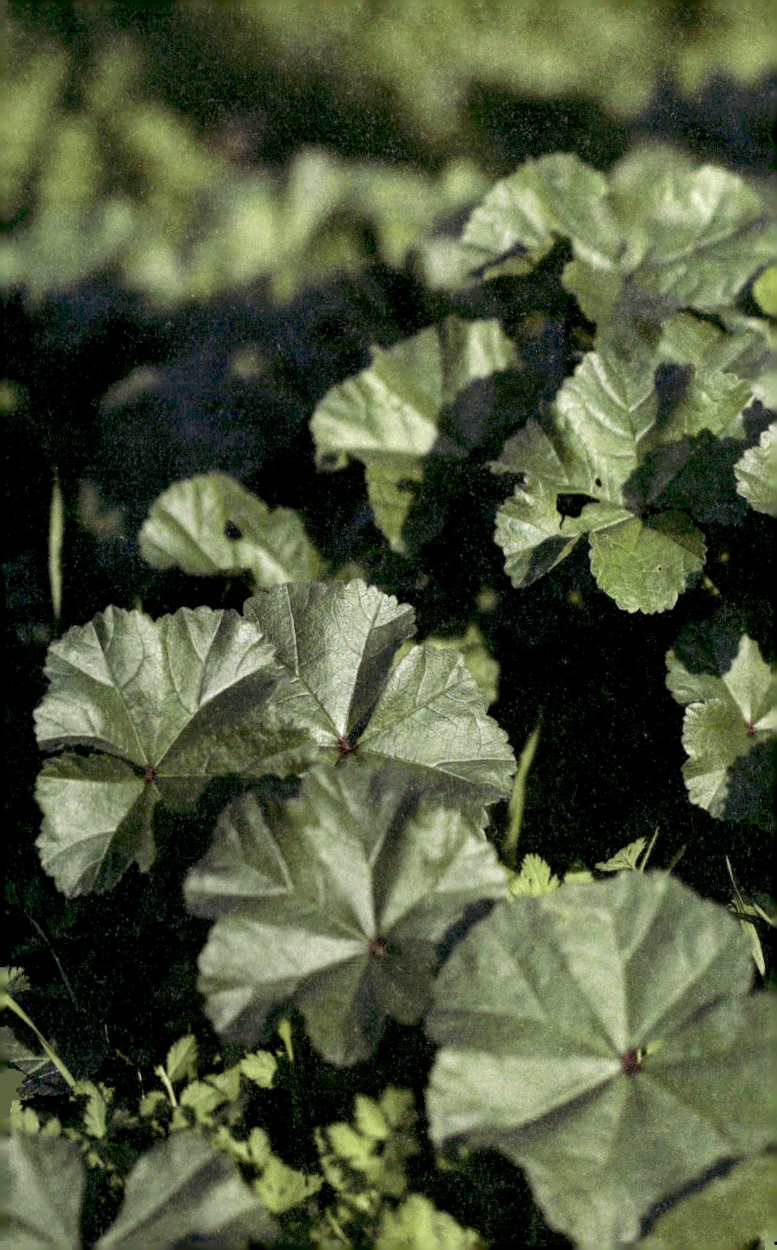

Malve

(verschiedene Arten)

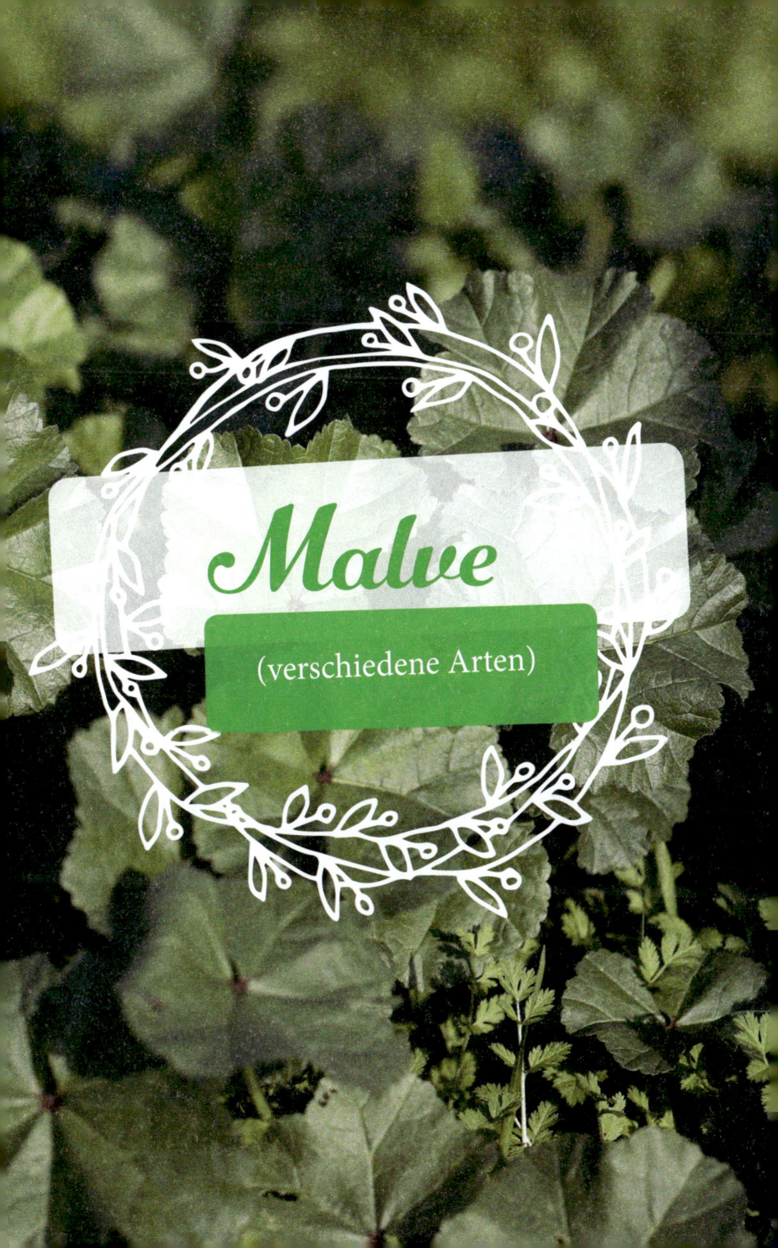

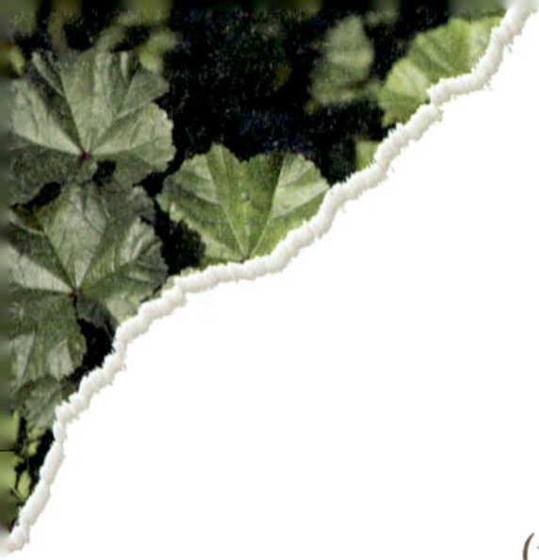

Malve

(verschiedene Arten)

Blütezeit:

Juni–September

Standort:

auf nährstoffreichen, trockenen Böden, sonnig bis halbschattig, auf Schuttplätzen, an Zäunen, Mauern

Verbreitung:

weltweit in gemäßigten und warmen bis heißen Zonen

Erkennungsmerkmale:

verschiedene Malvenarten: ein-, zwei- oder mehrjährig, sommergrün, krautig

Stängel: ca. 15–100 cm lang (Stockrosen bis 3 m), an der Basis in mehrere Triebe geteilt; Unterscheidung zwischen aufrecht wachsenden und am Boden kriechenden Malvenarten; ertragreich für die Blatternte sind z. B. die Wegmalve (Malva neglecta) und die Futtermalve (Malva sylvestris ssp. mauretania) oder auch Blaue Malve; rundliche bis nierenförmige Blätter, gezähnt und leicht fünf- bis siebenlappig; 2–10 cm breit und lang.

Blüte: meist Lila- und Rosétöne, Zuchtformen aber auch in rot, orange, gelb, lachsfarben, weiß sowie gefüllte Blüten; Blüte fünfzählig, d. h. 5 Blütenblätter, bei wilden Malvenarten meist mit dunkler getönten Längsnerven
Samen: bis zu 1 cm große, kahle Spaltfrucht, bestehend aus 10–12 einzelnen kleinen Teilfrüchten (Nüsschen), schleimig beim Zerkauen

Sammelgut:
Blätter und Sprosse, Blüten und Samen, Wurzeln

Sammelzeit:
Blätter und Sprosse: Mai–Oktober
Blüten: Juni–Oktober
Wurzel: Frühjahr und Herbst
Samen: Juli–Oktober

Sammelvorschrift:
Junge Blätter und Sprosse lassen sich vom Austrieb an gut sammeln.
Blüten und Samen können ebenso gesammelt werden.
Der Samen verleiht dem Smoothie zusätzliche Geschmeidigkeit

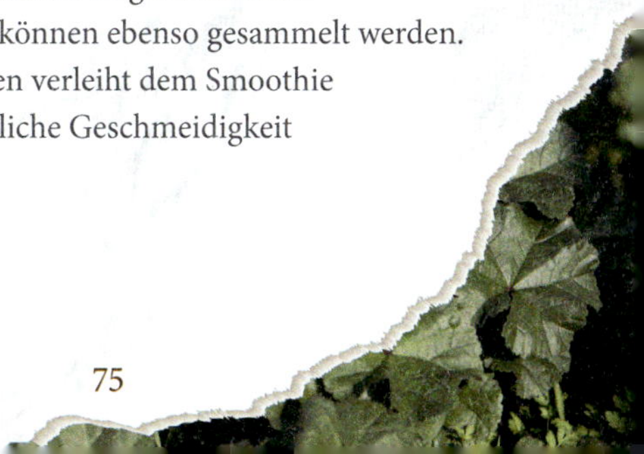

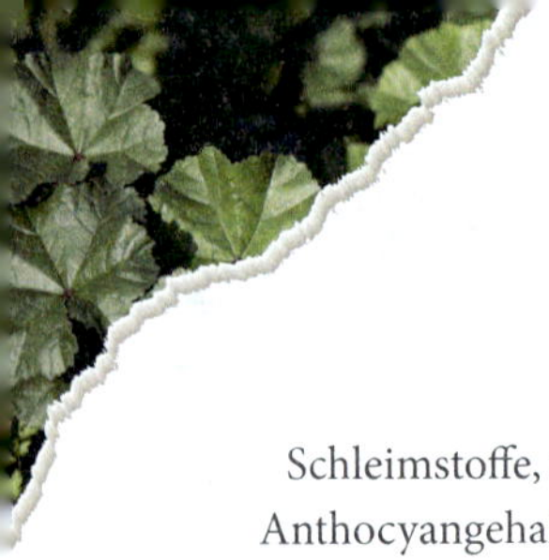

Inhaltsstoffe:

Schleimstoffe, neutrale und saure Polysaccharide, Anthocyangehalt (in den Blättern), Spuren an Gerbstoffen und Sesquiterpenen, Flavonoide und Diterpene, Kalium, Eisen, Eiweiß, Ätherische Öle

Blüte (Hibiskus): Zitronensäure, Äpfelsäure, Weinsäure, Hibiskussäure, Anthocyane wie z. B. Delphinidin und Cyanidin, Vitamin C

Heilwirkung:

reizlindernd, schleimhautschützend, antibakteriell, entzündungshemmend

Anwendungsbereiche:

Darmgeschwüre, Durchfall, Erkältungen bzw. grippale Infekte, Hämorrhoiden, Magengeschwüre, Mund- und Rachenentzündungen, Sodbrennen, Wundbehandlung, Kehlkopf- und Stimmbänderentzündungen, Schleimhautentzündungen, Reizhusten, Bronchitis, Fieber, Magen- und Darmschleimhautentzündungen, Reizmagen, Hautreizungen

Die Malve gehört zu den ältesten Nutzpflanzen überhaupt. Schon in der Antike wurde die Malve als Gemüse- und Heilpflanze angebaut. Im Volksmund heißt sie auch Käsepappel. Das hat nichts mit dem gleichnamigen Baum zu tun, sondern bezieht sich auf das Aussehen und den früheren Nutzen der Malve: Die Samen sind käseleibförmig und bilden starken Schleim, wenn man sie kaut, quetscht oder kocht. Früher hat man daraus Kinderbrei (»Papp«) zubereitet. So haben auch hier wieder die Menschen, die sich durch Zeiten der Not schlagen mussten, wahrscheinlich unwissentlich vieles richtig gemacht, denn die Schleimhaut pflegende Wirkung der Malvensamen hat den Babybäuchen sicher besser getan als die heute von vielen Eltern zusammengestellte Mischung aus Milch und Getreide, die den Verdauungstrakt auf eine ziemliche Zerreißprobe stellt.

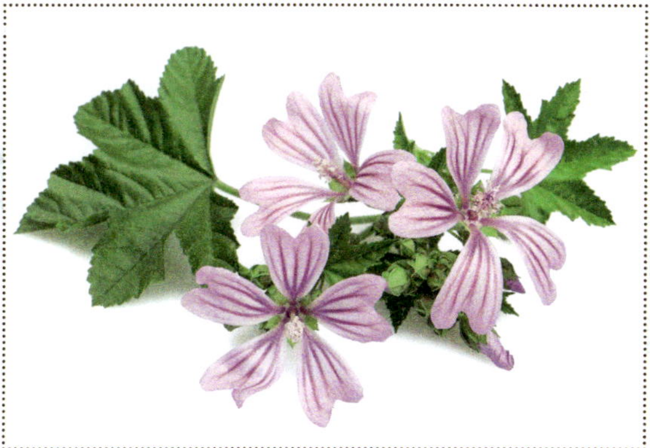

Wenn man mit Menschen älterer Generationen durch die Wiesen geht und eine Malve findet, erzählen diese gern davon, wie sie schon als Kind gern von der »Käsepappel« genascht haben. Wäre es nicht schön, wenn unsere Kinder auch Malvensamen, statt Gummibärchen und Butterkekse knabberten? Bei meinen Kräuterwanderungen, die ich auch für Kinder anbiete, stelle ich immer wieder fest, dass die Kinder fast durchweg sehr interessiert sind an dem, was um sie herum wächst und sich sehr darüber freuen, davon probieren zu dürfen. Allen Eltern sei ans Herz gelegt, ihren Kindern einen Zugang zu unseren Wildkräutern zu ermöglichen und vielleicht selbst einmal eine Wildkräuterexkursion mit ihren Kleinen zu unternehmen. Kinder sind extrem wissensdurstig, merken sich unglaublich viel und tragen diesen Erfahrungsschatz ein Leben lang mit sich. Das ausleben

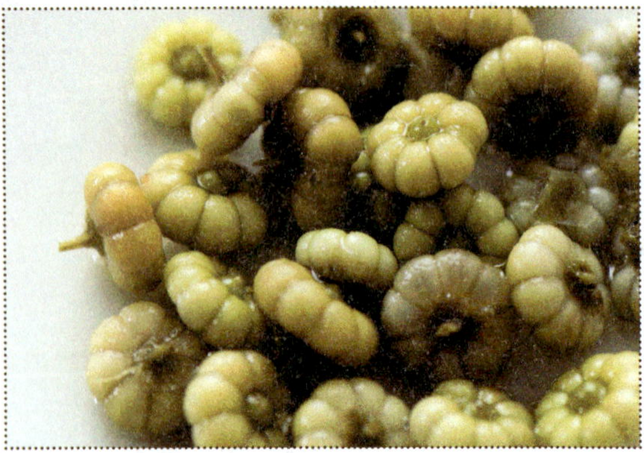

zu dürfen, ist jedem Menschen zu wünschen – statt der Ermahnung besorgter und unsicherer Eltern, dies und jenes nicht in den Mund zu stecken und so die Natur im schlechtesten Fall als grünes Monster abzuspeichern.

Die Malve ist jedenfalls ein hervorragendes Kraut, um Menschen, die nicht gerade Chlorophyll-Liebhaber sind, an die grünen Gesundmacher heranzuführen, denn wie die Vogelmiere und die Brennessel ist sie sehr mild im Geschmack und durch ihre Schleimstoffe sehr geschmeidig. Die Malve eignet sich immer sehr gut als Beigabe für alle Smoothies, weil sie für eine cremige Konsistenz sorgt, ohne die Gefahr einer Überdosierung. Der Hibiskus oder Eibisch gehört übrigens auch zu den Malvengewächsen und ist ebenfalls essbar. Die Blüten, die fast jeder als Farbträger in Teemischungen kennt und die ein mild-süßliches Aroma haben, können in den Smoothie gegeben und auch als essbare Deko am Glas drapiert werden. Sie enthalten sehr viel Vitamin C, sehen hübsch aus und können sogar innerhalb der Wohnung direkt vom Strauch geerntet werden – der Hibiskus ist in der Regel sehr wuchsfreudig.

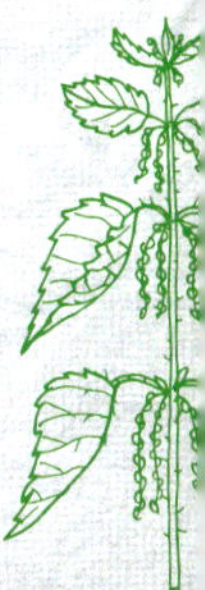

Smoothie: Smoother geht's nicht

2 Handvoll frisch geerntete Malvenblätter
10 Malvensamenkapseln
3 Blätter Löwenzahn
1 Zitrone mit 1/3 der Schale
Saisonobst nach Geschmack
1 Malven- oder Hibiskusblüte zur Deko
300–500 ml Quellwasser (nach Belieben)

Das Obst klein schneiden und zusammen mit den anderen Zutaten in den Mixer geben, 50 Sekunden mixen und am besten sofort genießen.

Ein Malvensmoothie tut Menschen, die ihre Stimme viel gebrauchen wie Sänger, Redner oder Lehrer, hervorragende Dienste. Alle Pflanzenteile wirken schleimhautpflegend – ob Blätter, Blüte, Samen oder Wurzel – die Malve macht weich und lindert Reizungen. Ihr Name wurde aus dem Griechischen von dem Wort »malakos« (= »weich«) abgeleitet. Wer ein Hochbeet oder auch nur Blumentöpfe hat, kann die sehr wuchsfreudige Futtermalve einsäen, die reichen Ertrag an Blättern und Blüten bringt. Aber auch Stockrosen dürfen natürlich abgeerntet werden, sie haben oft besonders farbenprächtige Blüten, so kann man jedes Glas farblich anders dekorieren. Das macht sich wunderbar auf dem Buffet, und Smoothieneulinge werden mit diesem Gaumenschmeichler nicht verschreckt.

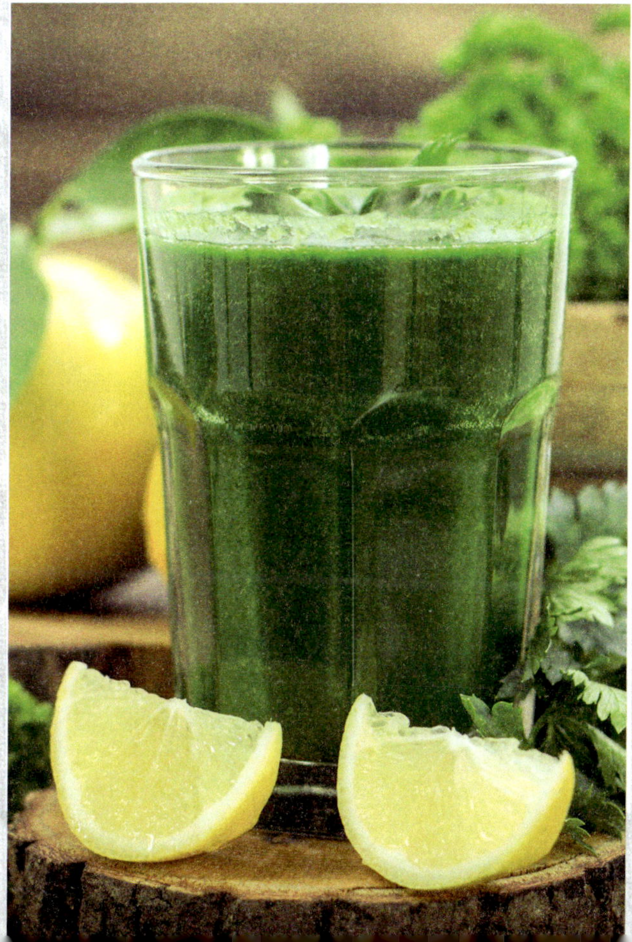

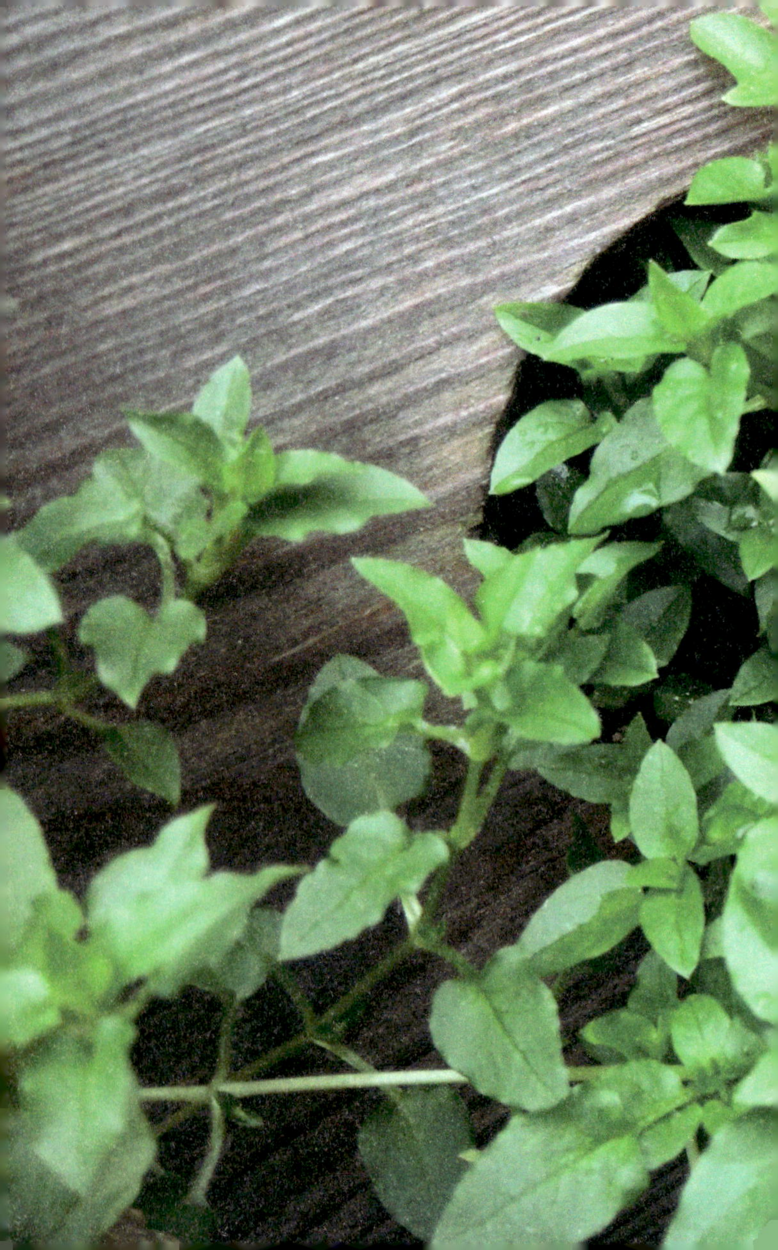

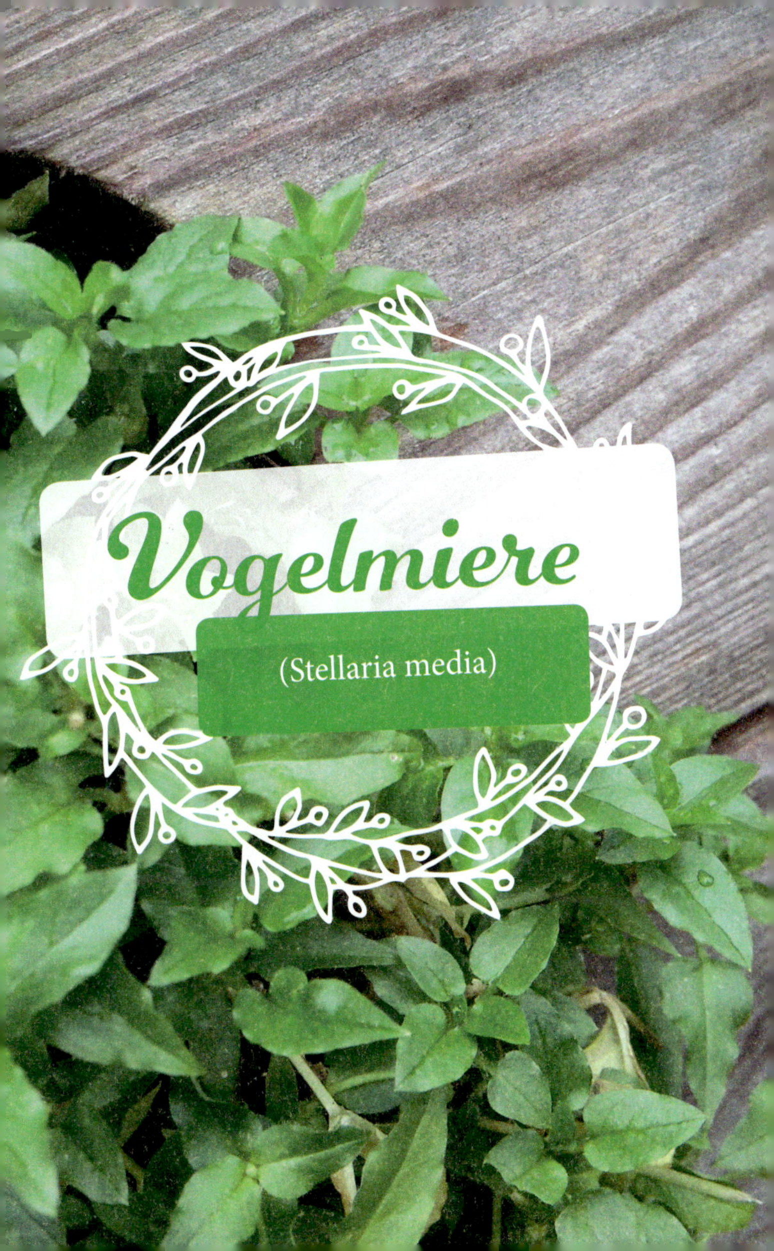
Vogelmiere
(Stellaria media)

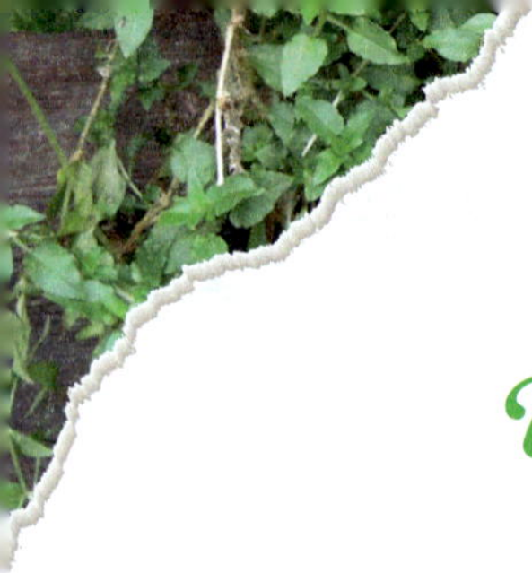

Vogelmiere

(Stellaria media)

Blütezeit:
Mai–Oktober

Standort:
lockere, nährstoffreiche Böden

Verbreitung:
weltweit

Erkennungsmerkmale:
Kraut: saftig grün, einjährig, bildet lockere Teppiche, überwintert auch unter Schnee
Blatt: rundlich bis herzförmig
Blüte: weiß, klein, meist um 0,5 cm breit; 3 Griffel, 3–8 Staubblätter, 5 Kronenblätter bis fast zum Grund gespalten, wodurch sie aussehen wie 10; 3 Griffel sind typisch für alle Sternmieren (Stellaria).

Sammelgut:
ganzes Kraut

Sammelzeit:
ganzjährig von März bis Dezember,
sogar oft im Januar unter dem Schnee noch zu finden,
frostunempfindlich wie Feldsalat

Sammelvorschrift:
ganze grüne Triebe vorsichtig pflücken
oder mit einer Schere ernten

Inhaltsstoffe:
Vitamine, Saponine, Flavonoide, Cumarine, Mineralien,
Oxalsäure, Schleim, Zink, ätherische Öle

Heilwirkung:
adstringierend (zusammenziehend), blutreinigend,
blutstillend, harntreibend, kühlend, schleimlösend,
menstruationsfördernd, milchbildungsfördernd

Anwendungsbereiche:
Husten, Bronchitis, Lungenleiden, Frühjahrsmüdigkeit, Blähungen, Verstopfung, Hämorrhoiden, Gelenkentzündungen, Rheuma, Gicht, Nierenschwäche, Augenentzündung, Gerstenkorn, Hautprobleme, Ekzeme, Schuppenflechte (Psoriasis), Geschwüre, Unterschenkelgeschwür, schlecht heilende Wunden, Quetschungen, Schnittwunden, Furunkel, Pickel

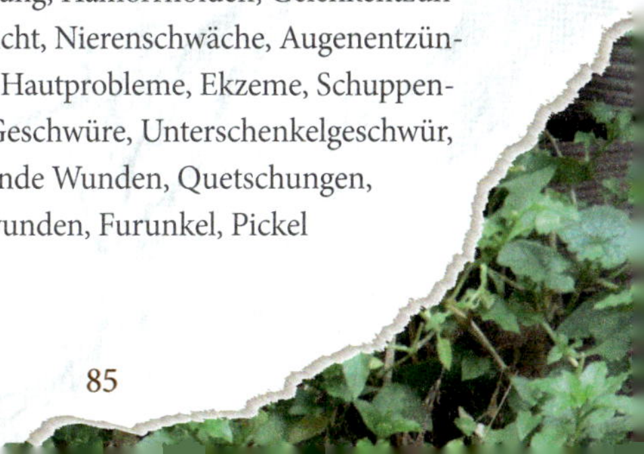

Die Vogelmiere ist ein bescheidenes Pflänzchen. Dabei wächst sie ausdauernd und fröhlich, und vom Frühjahr bis in den Winter hinein leuchten ihre kleinen, sternförmigen Blüten. Man findet sie oft noch unter dem Schnee, bis in den Januar hinein, wo sie – ähnlich wie der Feldsalat – der Kälte trotzt. Sogar bei kalten Temperaturen knapp über 0° C keimt und wächst sie noch. Das macht sie zeitlich gesehen zum ausdauerndsten Smoothiekraut unserer Breiten. Auch geschmacklich gleicht sie dem Feldsalat. Sehr chlorophyllhaltig und ohne einen prägnanten Eigengeschmack eignet sie sich wunderbar als Grundzutat für alle Grünen Smoothies. Dabei besteht keine Gefahr durch Überdosierung oder Verwechslung – die anderen Mieren, die bei uns wachsen und ihr ähneln, sind auch essbar.

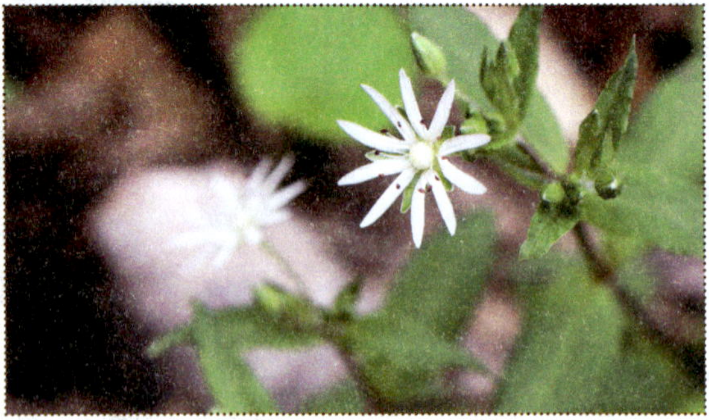

Die Vogelmiere liebt gare, lockere, nährstoffreiche Böden und wächst hier sehr ausdauernd. Auf aufgelassenen Äckern, in Gärten und an Böschungen finden wir sie häufig. Als Kinder rupften wir immer große Mengen davon für die Hühner im Dorf aus, die sich darüber sehr freuten. Auch Kaninchen, Enten und Gänse lieben die Vogelmiere sehr. Auch vielen Singvögeln bietet sie mit ihren kleinen, aber zahlreichen Samen Nahrung. Der Ethnobotaniker und Kulturanthropologe Wolf-Dieter Storl spricht von fünf bis sechs Generationen pro Jahr, die sie durch ihre lange Wachstumsperiode erreicht, und jede Generation bildet 10 000 bis 20 000 Samen aus. Sie ist ein wahrer Überlebensküstler. Obwohl sie saftige Blätter hat, übersteht sie auch Trockenperioden erstaunlich gut.

Die Vogelmiere begleitet den Menschen schon seit der Steinzeit und wird mit ihrem nussig-milden Geschmack seit dieser Zeit auch als Nahrung geschätzt. Damit könnte man sie zu den ältesten Salatpflanzen überhaupt zählen.

In Gärten und Weinbergen schützen ihre weiträumigen Blattteppiche den Boden vor Austrocknung und Erosion. Das macht sie für jeden Gärtner interessant, der nicht nur ihre besondere Milde im Smoothie schätzt.

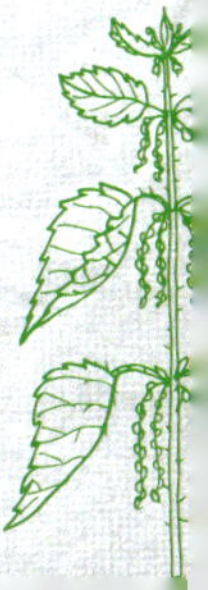

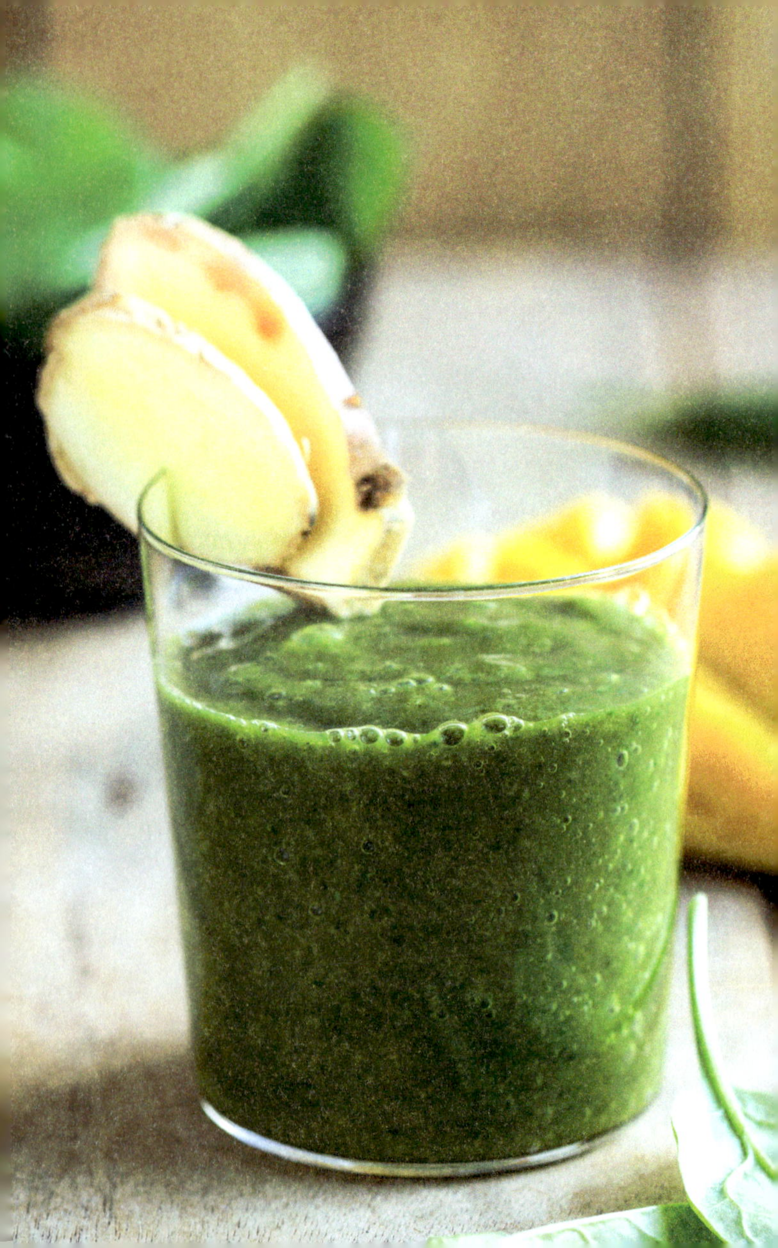

Smoothie:
Miere für die Niere

2 Handvoll frisch geerntete Vogelmiere
3 Blätter Löwenzahn
3 Blätter Wegerich
1 hasel- bis walnussgroßes Stück Ingwer
(je nach gewünschter Schärfe)
1 Zitrone mit 1/3 der Schale
1 vollreife Mango (oder einheimisches Obst der Saison)
1 TL Chiasamen
300–500 ml Quellwasser (nach Belieben)

Das Obst klein schneiden und zusammen mit den anderen Zutaten in den Mixer geben, 50 Sekunden lang mixen und am besten sofort genießen.

Da die Vogelmiere nierenstärkend und harntreibend wirkt, ist sie kurmäßig gut einsetzbar. Wer häufig mit Nierenproblemen kämpft, sollte aber mengenmäßig nicht übertreiben, da die Miere Saponine enthält, die wiederum die Niere reizen können. Bei Wildkräutern gilt grundsätzlich die Regel: Wenig hilft bereits.

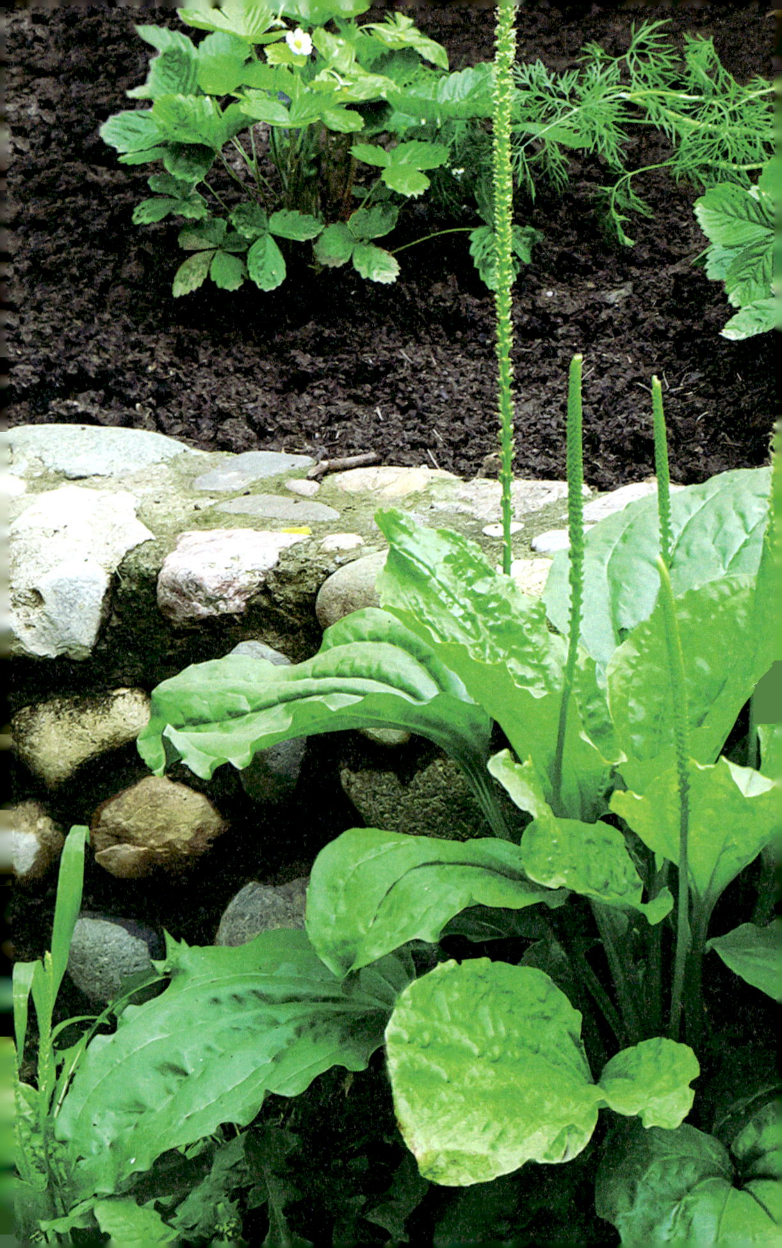

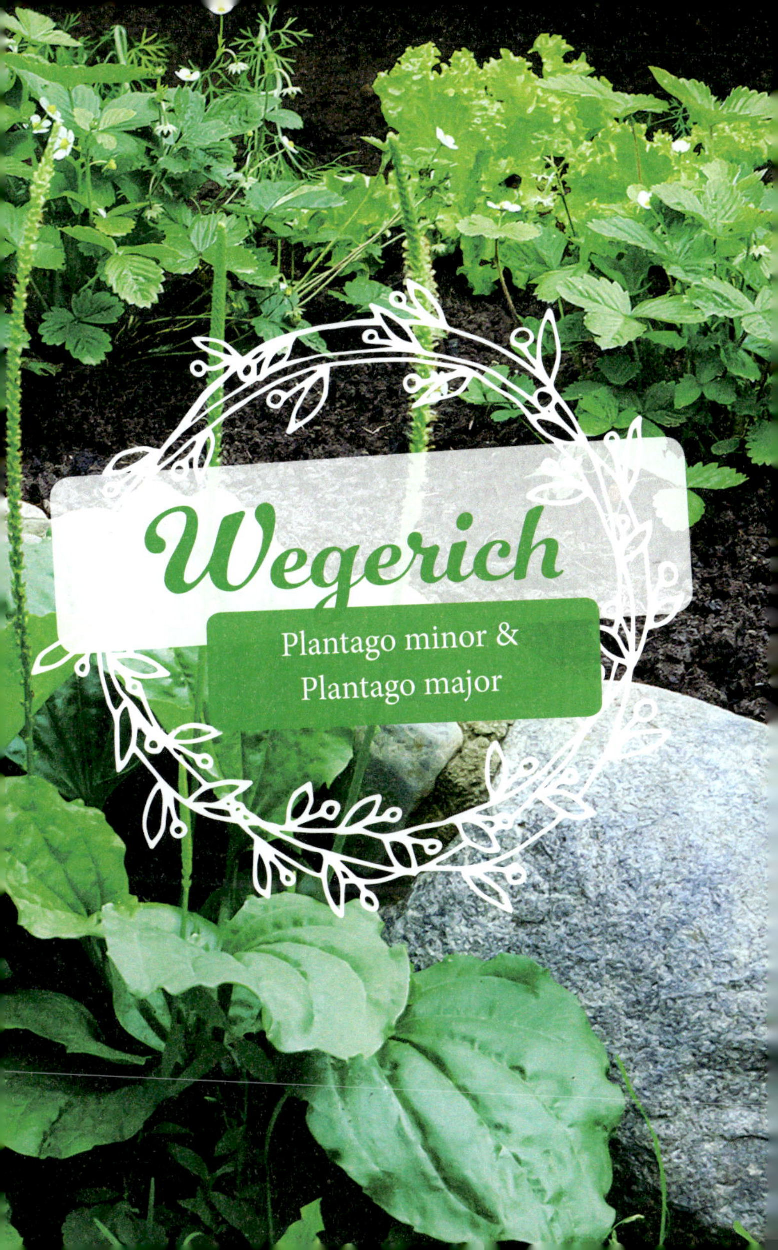

Wegerich

Plantago minor & Plantago major

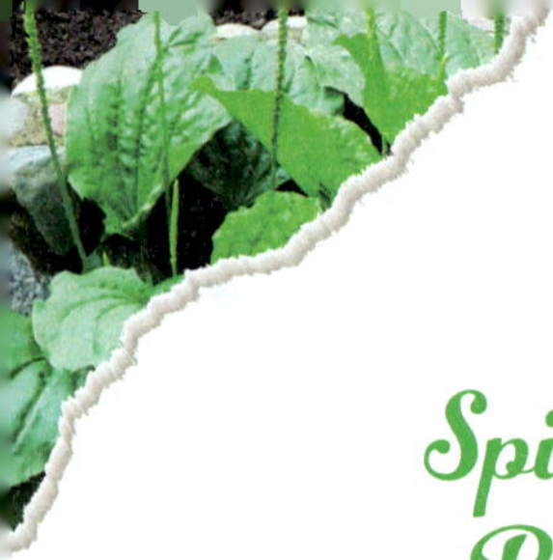

Spitzwegerich & Breitwegerich

(Plantago minor & Plantago major)

Blütezeit:
Juni–Oktober

Vorkommen:
eher trockene Wiesen, von Meereshöhe bis ca. 2000 m, Wege und Wegränder, Breitwegerich auch auf stark beanspruchten Wegen

Verbreitung:
über 200 Arten weltweit, ursprüngliche Heimat ist Europa, inzwischen aber weltweit verbreitet

Erkennungsmerkmale:
Breitwegerich: ausdauernde krautige Pflanze, flache bis aufrechte Blattrosette, Wuchshöhe zwischen 3 und 25 cm (je nach Standort); sehr anpassungsfähig, ledrige, parallelnervige Blätter, löffelförmig und oft ungefähr handtellergroß; Blütenstand ährig

Spitzwegerich: ausdauernd krautig, grundständige Blattrosette, 5–50 cm hoch, Wurzel reicht bis 80 cm Tiefe, Blätter spitz, schmal und lanzettlich, Blüte an langem Stiel, ährig, feine weiße Staubblätter

Sammelgut:

gesamtes Kraut

Sammelzeit:

April–November

Sammelvorschrift:

einzelne Blätter pflücken, Blütenstände und Samen können mit verwertet werden

Inhaltsstoffe:

Glykosid, Aucubin, Gerbstoffe, Schleim, Chlorogen- und Ursolsäure, Kalium, Kieselsäure, Zink, Provitamin A, Vitamin B, C und K, antibiotische Stoffe

Heilwirkung:

antibakteriell, adstringierend (zusammenziehend), blutreinigend, blutstillend, entzündungshemmend, harntreibend, schleimlösend

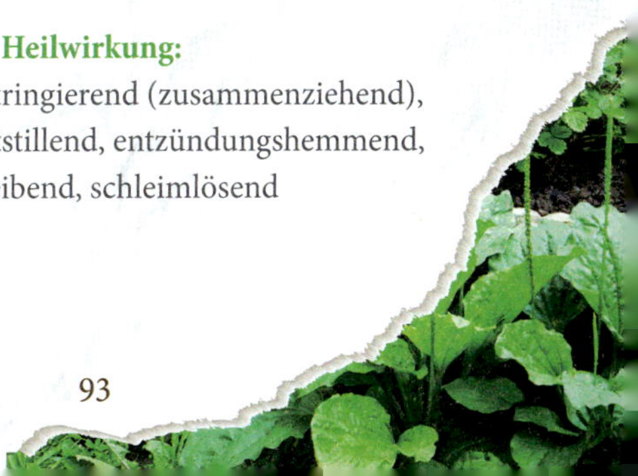

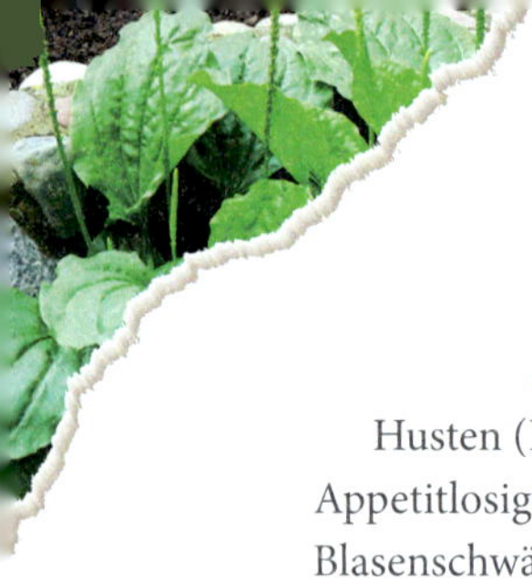

Anwendungsbereiche:
Husten (Hauptanwendung), Afterjucken, Appetitlosigkeit, Asthma, Augenentzündungen, Blasenschwäche, Bronchitis, Darmschleimhautentzündung, Durchfall, Ekzeme, Erkältung, Fettsucht, Furunkel, Hämorrhoiden, Halsentzündung, Halsschmerzen, Hautabschürfungen, Insektenstiche, Katarrhe der oberen Luftwege, Keuchhusten, Leberschwäche, Magenschleimhautentzündung, Ödeme (Wassersucht), Quetschungen, Soor (Candida), Verstopfung, blutende Wunden, leichte Verbrennungen

Allein diese beiden Pflänzlein in seiner Nähe zu wissen, kann einen glücklich machen. Von Heilern und Ärzten wurden sie früher als Panacea, zu deutsch: Allheilmittel, hoch gewürdigt. Ihr Wirkspektrum ist so breit und vor allem äußerlich wie innerlich so fantastisch, dass man sie, einmal schätzen gelernt, nicht mehr missen möchte.

Beide Kräuter kommen ganz bescheiden daher – den Breitwegerich kennen wir von zertretenen Wegen, wo nichts anderes mehr wachsen möchte. Er hält hier tapfer die Stellung und beschenkt die wund gelaufenen Füße des Wanderers. Seine entzündungshemmende, abschwellende Wirkung kommt jenem zugute, da er einem wirklich im Weg steht. Obwohl ich mindestens 1500 Kilometer jährlich wandere, habe ich eines Abends den berühmten Anfängerfehler gemacht, für eine Fünf-Kilometer-Runde nagelneue Schuhe zusammen mit dünnen Baumwollsocken anzuziehen. Die Auswirkungen habe ich spätestens nach drei Kilometern schmerzhaft zu spüren bekommen und musste eine Pause einlegen. Ich dachte daran, die Schuhe komplett auszuziehen, obwohl der Weg stellenweise steinig war – da stand vor meinen Füßen der gute Breitwegerich. Auf einer kleinen Lichtung hatte er sich tapfer im Wald angesiedelt und bescherte mir einen sehr glücklichen Abend – hatte ich doch eine Woche mit langen Wanderungen erst noch vor mir, in die ich ohne Blasen an beiden Füßen starten wollte. Ich zog nun die Socken aus und legte meine Schuhe mit

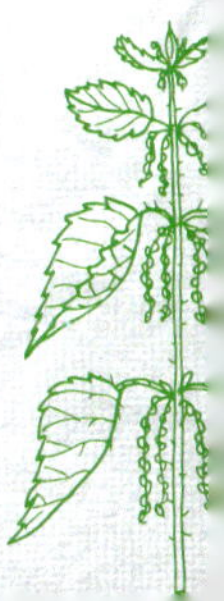

Wegerichblättern aus, bevor ich barfuß wieder hineinschlüpfte. Das Ergebnis war famos und für mich damals kaum zu glauben, da meine Füße zuvor schon rot und geschwollen gewesen waren und sich auch schon Blasen ankündigten hatten. Meine Füße fühlten sich schon auf

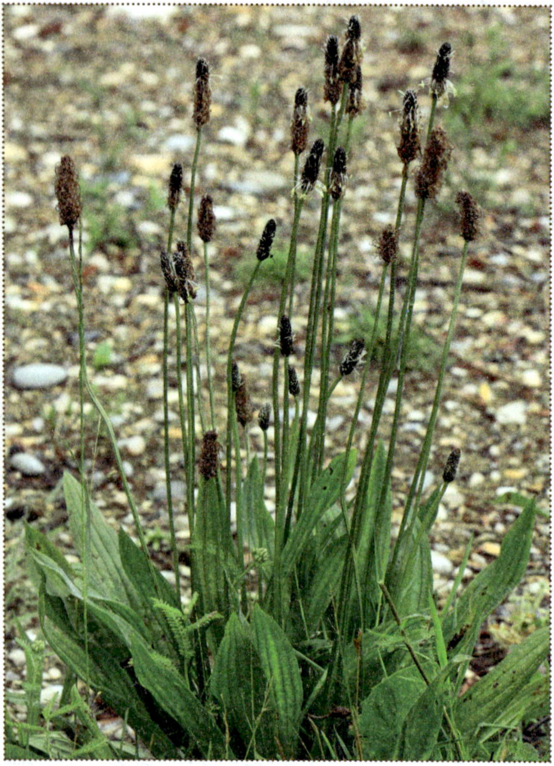

dem letzten Stück des Weges erholt an, und am nächsten Morgen war keine einzige Blase zu sehen.

Ähnlich wunderbar wirkt der Spitzwegerich bei Insektenstichen. Eine Mutter erzählte mir besorgt, dass ihre Tochter einen stark geschwollenen Fuß habe, eine allergische Reaktion auf einen Bienenstich. Der Arzt wisse auch nicht mehr weiter und empfehle Cortisonsalbe, da die Schwellung schon zwei Tage andauere und sehr heiß sei. Glücklicherweise hörte sie auf meinen Rat, eine Handvoll Spitzwegerichblätter zu sammeln und sie mit dem Nudelholz zu bearbeiten, bis der Saft austritt. Diese Blätter legte sie über Nacht auf die Schwellung und zog einen Strumpf darüber – der Fuß war am nächsten morgen komplett abgeschwollen.

Die beiden Wegericharten, und auch der mittlere Wegerich, der eher im Alpenraum und in höheren Lagen zu Hause ist, wirken alle ähnlich prächtig. Der Breitwegerich hat durch seine ledrigen Blätter etwas weniger Saftanteil. Alle kann man gut auf Insektenstiche auflegen (oder mit Tape aufkleben), wenn man sie zuvor kurz zwischen den Handballen walkt oder kaut, sodass Saft austritt. Da sich die entzündungshemmende, antibakterielle Wirkung auf die Haut auch gut entfaltet, wenn sie frisch verzehrt werden, sind sie hervorragende Smoothiekräuter gegen Akne, Pickel, unreine Haut und andere Hautentzündungen wie Neurodermitis oder Schuppenflechte.

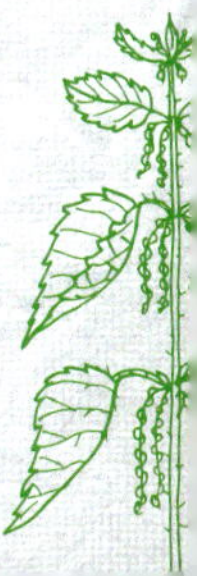

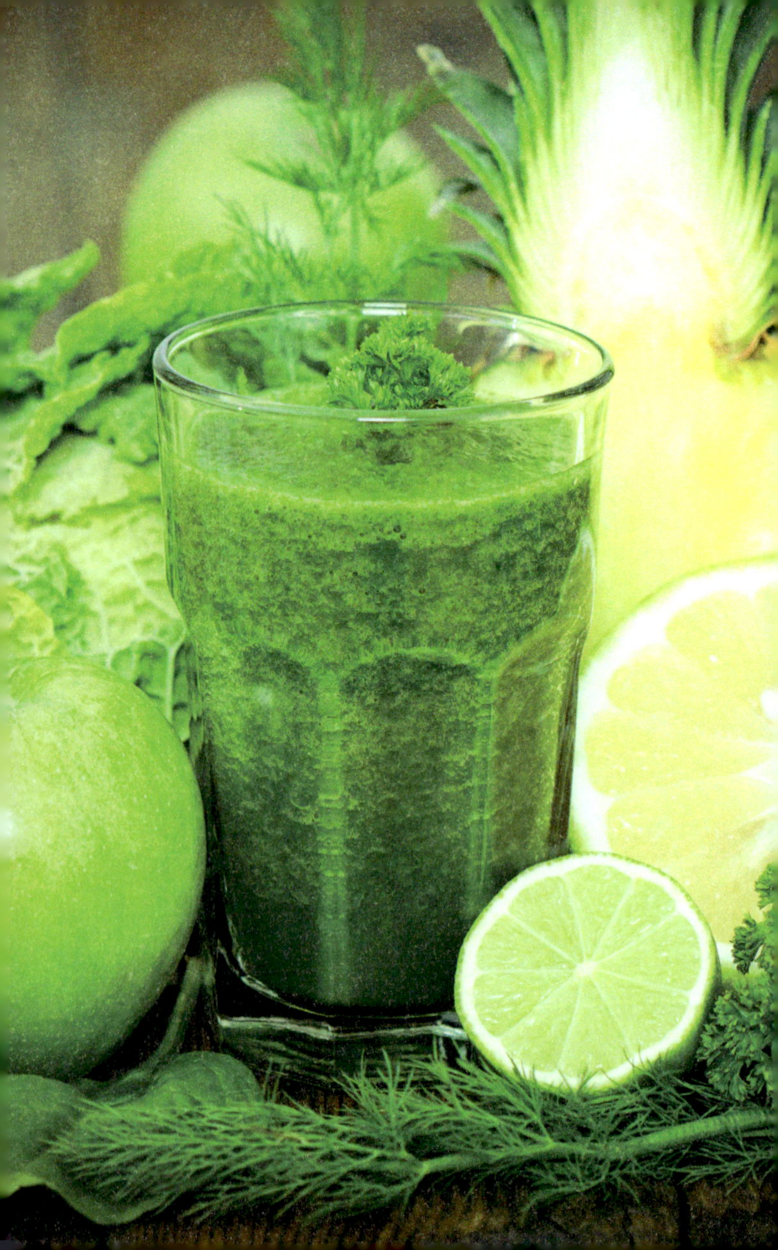

Smoothie: Hautschmeichler

2 Handvoll Grünkohl oder Brennnesseln
10 Spitz- oder Breitwegerichblätter
5 Blätter Löwenzahn
1 Zitrone mit 1/3 der Schale
3 geschälte Orangen oder 1/3 vollreife Ananas
oder Obst der Saison (z. B. Pfirsiche,
Brombeeren, je nach Saison)
1 TL Chiasamen oder Wegerichsamen
300–500 ml Quellwasser (nach Belieben)

Das Obst klein schneiden und zusammen mit den anderen Zutaten in den Mixer geben, 50 Sekunden lang mixen und am besten sofort genießen.

Alle Wegericharten wirken antibakteriell, adstringierend, blutreinigend, blutstillend, entzündungshemmend, harntreibend und schleimlösend. Ich wünsche Ihnen eine fröhliche Hautreinigungskur – Saunabesuche mit Wechselduschen oder Basenbäder mit Totes-Meer-Salz oder Natron bieten zusätzlich eine gute Unterstützung für die Entsäuerung!

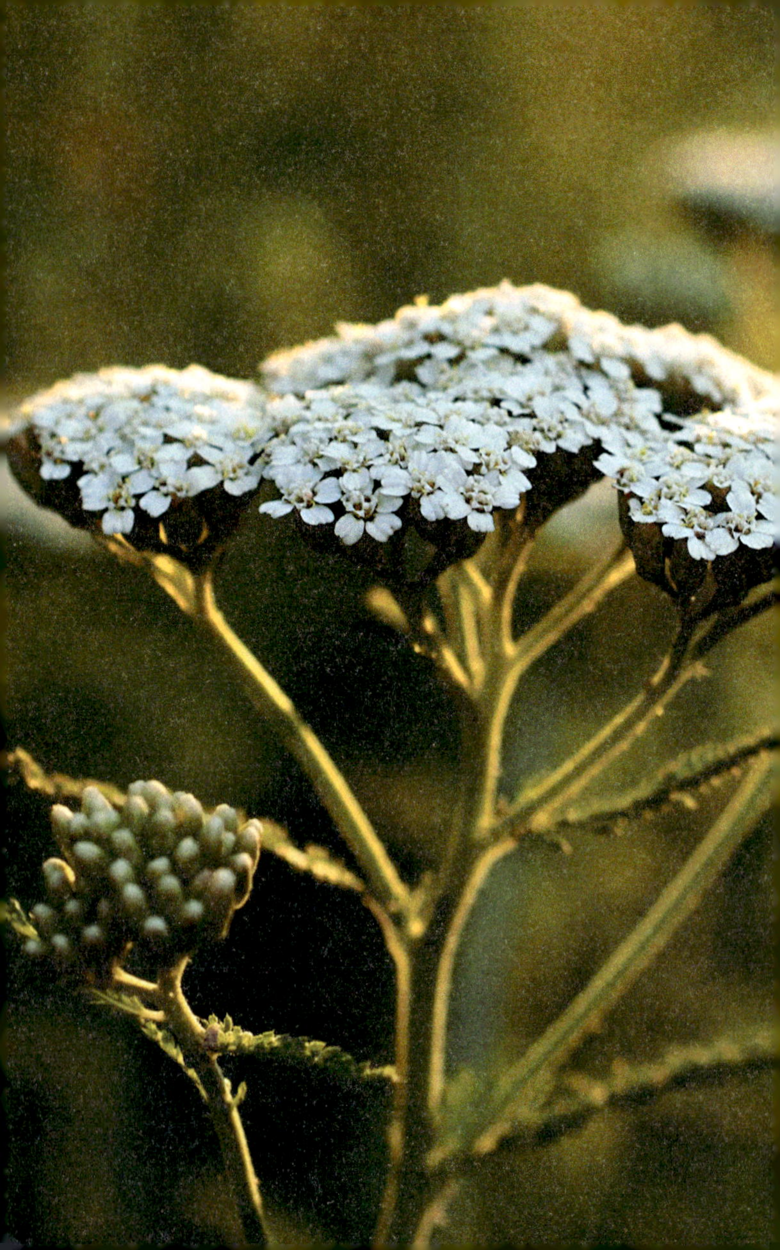

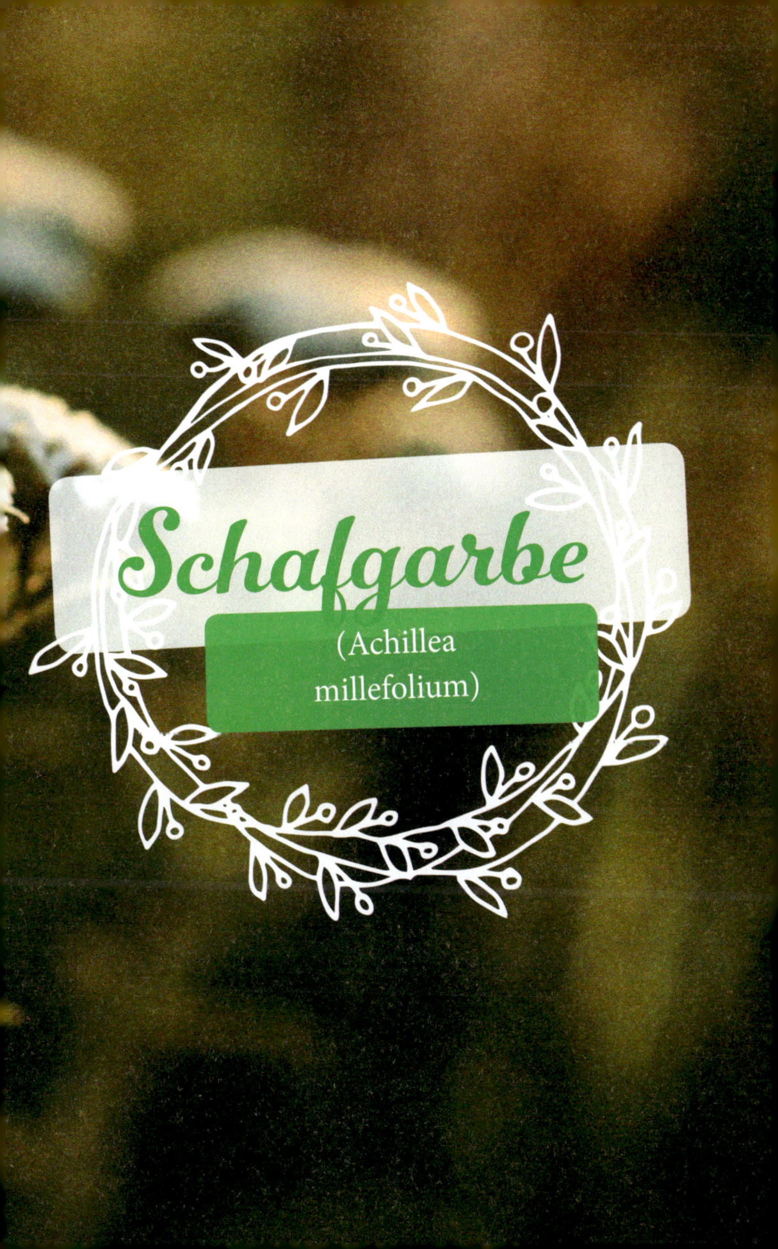
Schafgarbe
(Achillea millefolium)

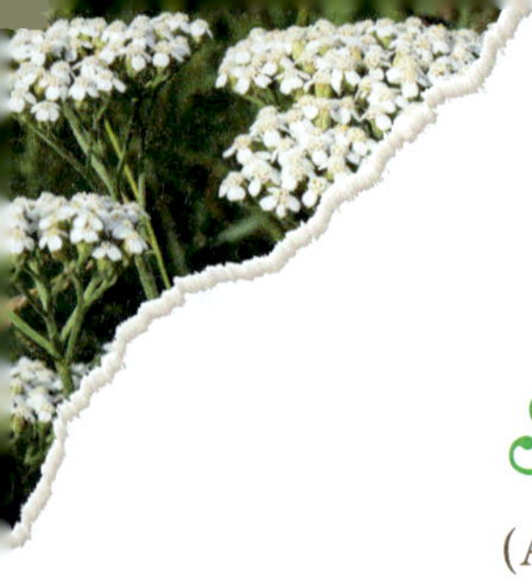

Schafgarbe

(Achillea millefolium)

Blütezeit:
Juni–September

Standort:
geringe Bodenansprüche, nicht zu nährstoffreich, sonnige, trockene Wiesen, Schafweiden und Wegränder

Verbreitung:
in nahezu allen gemäßigten Zonen der Erde

Erkennungsmerkmale:
krautige, mehrjährige Staude, Höhe bis ca. 60 cm, meist kleiner; Duft aromatisch kampferartig
Blätter: länglich, stark gefiedert, 2–3 cm breit, zu Jahresbeginn Blattrosette oder einzeln stehende Blätter; ab Juni aufrechter, harter, innen markiger Stiel, Blütenstängel sind wollig behaart; Frühsommer bis Spätherbst: viele kleine weiß gefärbte Blütenköpfe in trugdoldenartigen Blütenständen

Blüten: weiß oder rosa gefärbt (Zuchtformen auch magenta, gelb, orange oder rot, aber von der Potenz nicht mit Wildpflanzen zu vergleichen), bis 6 mm groß, am Rande der Blütenköpfchen oft 5 zungenförmige Blüten, kürzer als die Hülle, Röhrenblüten sind innen gelb-weiß

Sammelgut:

Blätter und Sprosse, Blüte

Sammelzeit:

Blätter und Sprosse: Mai–Juli
Blüte: Juni–September

Sammelvorschrift:

junge Blätter und Sprosse werden vor der Blüte gepflückt; ab dem Blütezeitpunkt kann man die Blüte und einzelne Blättchen pflücken

Inhaltsstoffe:

Atherisches Öl (0,2–0,5 %) (darunter Cineol und Chamazulen), verschiedene Terpene, unter anderem Pinien, Sabinen, Bornylacetat, Campfer, Artemisiaketon und Cineol, bitter schmeckendes Achillein,
weitere Inhaltsstoffe: Flavonoide, Inulin, Harz, Mineralien und Gerbstoffe sowie antibiotische Substanzen, Eiweiß, Phospahte, Nitrate, Kalisalze, Salicylsäure

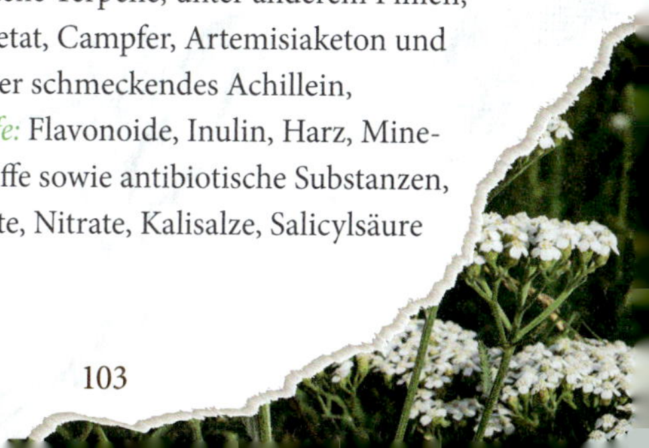

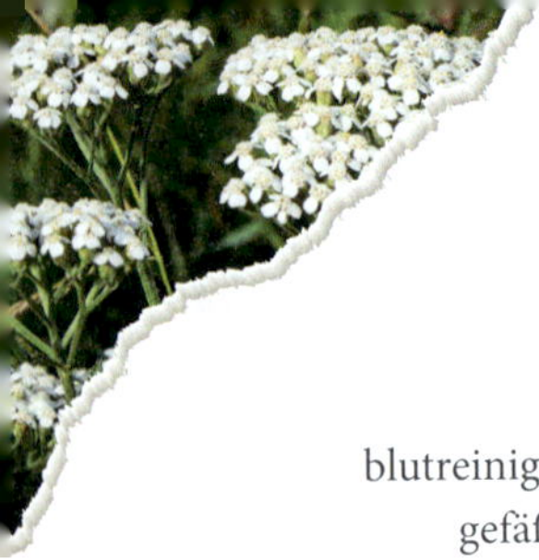

Heilwirkung:

blutreinigend, blutstillend, krampflösend, gefäßtonisierend, antibakteriell

Anwendungsbereiche:

Frauenkrankheiten (Hautanwendung), Afterjucken, Akne, Angina Pectoris (unterstützend), Appetitlosigkeit, aufgesprungene Hände, Augenringe, Blähungen, Bluthochdruck, Blutungen, Diabetes, Durchblutungsstörungen, Durchfall, Ekzeme, Erkältung, Erysipel, Gesichtsrose, Gicht, Gürtelrose, Gallenkoliken, Gastritis, Geschwüre, Hämorrhoiden, Herzschwäche, Kopfschmerzen, Krampfadern, Kreislaufschwäche, Menstruationsbeschwerden, Neuralgien, Nierenschwäche, Östrogen-Dominanz, Pfortaderstauungen, Rheuma, Schaufensterkrankheit, Schnupfen, Schuppenflechte, Sonnenbrand, Verdauungsschwäche, Verstopfung, Wechseljahrsbeschwerden, Weißfluss, wunde Brustwarzen beim Stillen, Wundheilung

Achilles, der beim Kampf um Troja von einem Pfeil an der Ferse verletzt wurde, bekam von Aphrodite (Venus) den Rat, Schafgarbenkraut auf die Wunde zu legen. Er tat dies bei sich und auch bei seinen Soldaten, und es heißt, alle Wunden heilten über Nacht. Von dieser blutstillenden Eigenschaft, die schon von Hippokrates beschrieben wurde, zeugen Namen wie Blutstillkraut, Soldatenkraut, Wundkraut – oder in Frankreich »herbe de charpentiers« (= »Kraut der Zimmerleute«).

Im Mittelalter hieß die Schafgarbe »Supercilium Veneris« (= »Augenbraue der Venus«) und ist seitdem auch als Frauenkraut hoch geschätzt. In den zehn Jahren meiner Fastenwanderungen war sie oft das Mittel erster Wahl, denn ihr Wirkungsspektrum ist breit gefächert. Sie hilft nicht nur rasch gegen alle Frauenleiden und Blutungen, sondern ist vor allem auch ein wichtiges Lebermittel, das den Körper beim Fasten oder beim Entschlacken unterstützt. Dabei ist sie nicht so bitter wie Wermut oder Tausendgüldenkraut und lässt sich gut am Wegrand blättchenweise pflücken.

Bei Fastenkrisen, Migräne, Magenkrämpfen, Hunger oder Darmproblemen wirkt sie rasch und nachhaltig. Ein paar frische Blätter oder eine Blüte während des Spaziergangs gekaut, vertreibt meist schon die Beschwerden. Frauen mit typischem Kaffee-Entzugsgesicht und heftiger Migräne werden mit Schafgarbentee über den

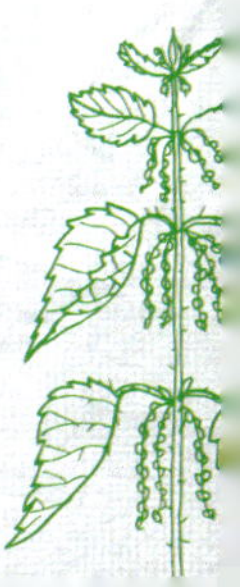

Tag gerettet. Unter anderem durch die natürlich enthaltene Salicylsäure wirkt sie oft sehr rasch gegen Kopfweh, besonders wenn das Leiden stoffwechselbedingt ist. Die leber- und nierenstärkende Wirkung der Bitterstoffe hilft dem Körper aus vielen Krisen heraus. Täglich oder kurmäßig einige Blättchen in den Morgensmoothie zu geben, wirkt rundum stoffwechselfördend, stärkend und ausgleichend. Schafgarbe enthält neben den Bitterstoffen wertvolle ätherische Öle, Pflanzensäuren, Flavonoide und viele wichtige Mineralstoffe, besonders Kalium.

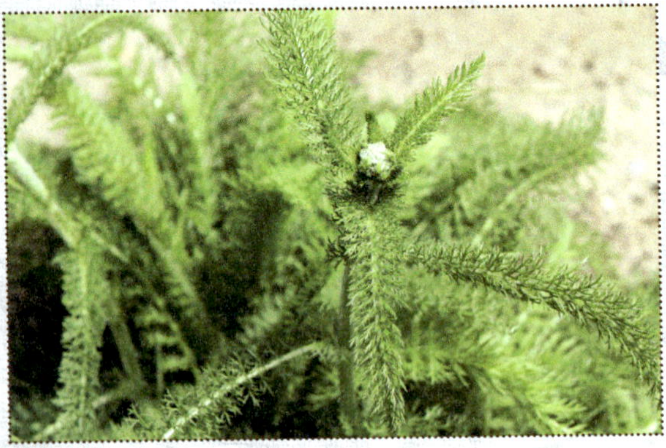

Es hat ein paar Jahre gedauert, bis ich diese wunderbare Pflanze zu schätzen wusste. Anfangs quälte ich meine Fastenteilnehmer mit dem sehr viel bittereren Wermut oder Tausendgüldenkraut. Wobei ich diese Kräuter nach wie vor anerkenne und achte! Wer sie als Teeaufguss oder auch pur genossen zu sich nehmen möchte, dem werden sie gesundheitlich von großem Nutzen sein. Beim Fasten sind jedoch manche in den ersten Tagen so magenempfindlich und vom Gemüt her labil, dass ihnen die Bitterkeit der genannten Kräuter zu stark aufstößt. Die Schafgarbe leistet hier wundervolle Dienste. Auf der Wanderung ein Blättchen zu kauen, schafft fast jeder und ist dann erstaunt, wie schnell eine Besserung eintritt. So freue ich mich immer, wenn im Juni die Schafgarbenblüte beginnt und uns auf unseren Touren bis in den Oktober hinein begleitet. Ich ernte dann an sonnigen, warmen Tagen immer einige Blüten. Getrocknet mildern sie etwaige Fastenkrisen meiner Gruppen im Frühjahr, wenn die Zeit der Schafgarbe noch nicht gekommen ist.

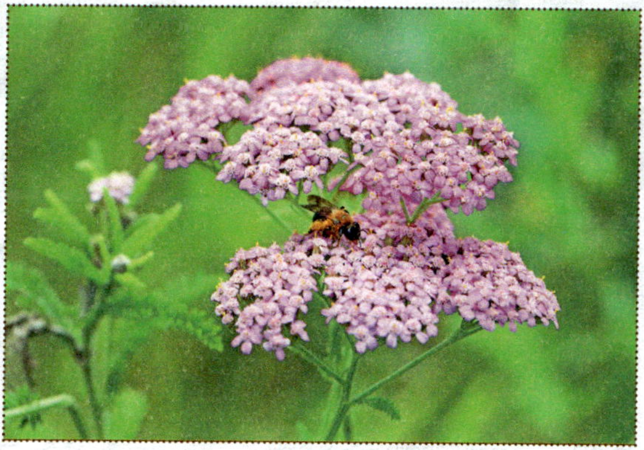

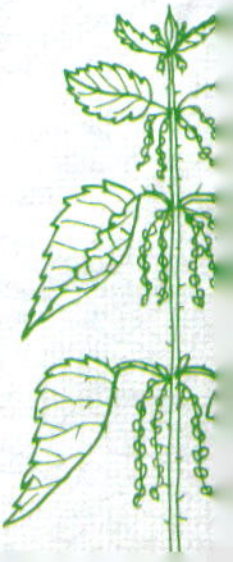

Smoothie:
Frauenversteher

2 Handvoll frisch geerntete Brennnesseln, Vogelmiere, Malve, Spinat oder Grünkohl
5–10 Blätter Schafgarbe oder 5 Schafgarbeblüten
5–10 Blätter Frauenmantel, wenn verfügbar (auch getrocknet, dann 1 EL)
1 Zitrone mit 1/3 der Schale (alternativ 1–2 EL Baobabpulver)
2 Äpfel, Birnen oder Pfirsiche (reifes Saisonobst)
1 TL Chia- oder Hanfsamen
1TL Kurkuma
300–500 ml Quellwasser (nach Belieben)

Das Obst klein schneiden und zusammen mit den anderen Zutaten in den Mixer geben, 50 Sekunden lang mixen und am besten sofort genießen.

Dieser Smoothie eignet sich sehr gut, um das prämenstruelle Syndrom abzumildern oder eine schmerzhafte Regel zu entkrampfen. Man sollte 5 Tage vor der zu erwartenden Zyklusblutung beginnen, diese Kräuter in den Smoothie zu geben. Sie können Ihrem Smoothie auch jeden Tag Schafgarbeblätter hinzufügen. Hier reichen kleine Mengen, da die Schafgarbe bitter und sehr kraftvoll ist. Bei zu großen Mengen tritt ein Gewöhnungseffekt ein. Zudem könnte anfangs sonst die Entgiftungsreaktion des Körpers in Form von Durchfall oder Übelkeit zu stark werden. Starke Menstruationsbeschwerden können durch diesen Smoothie mit der Zeit völlig verschwinden. Er wirkt aber nicht nur positiv bei Frauenleiden, sondern auch sehr magen- und leberpflegend. All die positiven Eigenschaften der Schafgarbe kann man sich mit diesem Smoothie zunutze machen. Also: nicht nur für Frauen zu empfehlen!

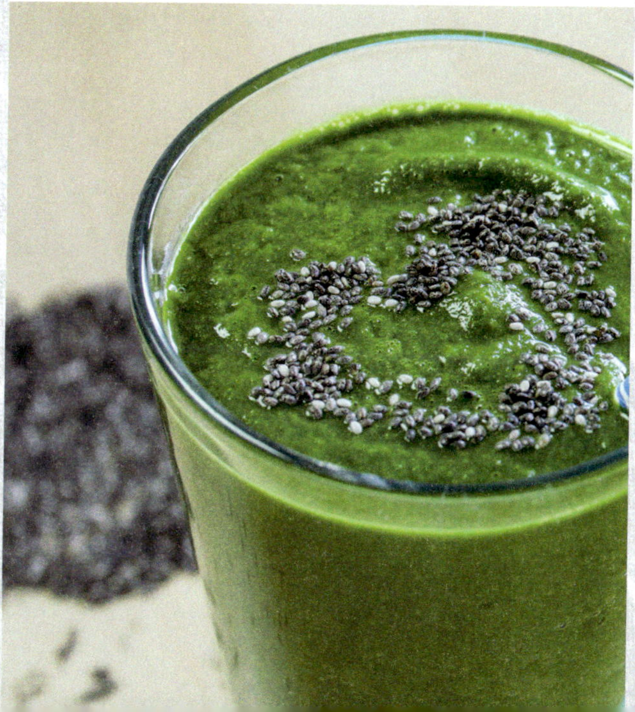

Literaturempfehlungen

Boutenko, Victoria: Green for Life. Hans-Nietsch-Verlag 2009.

Dahlke, Ruediger: Das Geheimnis der Lebensenergie in unserer Nahrung. Arkana 2015.

Fischer-Rizzi, Susanne: Medizin der Erde. AT 2005.

Hickisch, Burkhard: Was uns wirklich nährt. Arkana 2014.

Neumayer, Petra: Fit & schön mit der Kraft der Zitrone. Michaels Verlag 2005.

Storl, Wolf-Dieter: Heilkräuter und Zauberpflanzen. AT 2010.

Sura, Teresa-Maria: So schmeckt Rohkost – Grüne Smoothies. Schirner 2012.

Weiss, Thorsten und Bor, Jenny: Warum Gott kein Fastfood isst. Schirner 2012.

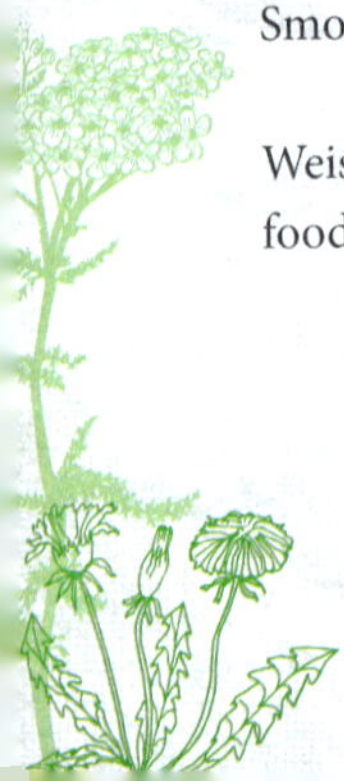

Über die Autorin

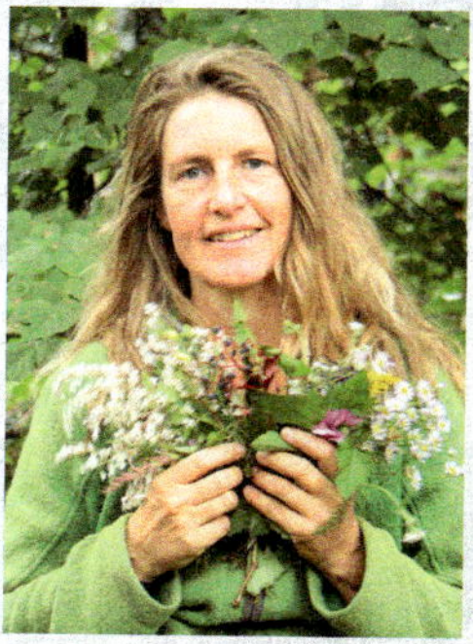

Simone Vetters studierte Geografie, Zoologie und Botanik und führte zehn Jahre lang mit ihrem Lebenspartner ein ökologisch wirtschaftendes Weingut. Seit 2005 bietet sie selbstständig Fasten-, Wildkräuter- oder Barfußwanderungen, Kräuterexkursionen und Survivaltrainings mit Naturkunde und Übernachtung im Freien sowie Fasten-, Rohkost-, Detox- und Ernährungsberatungswochen u. a. mit Ruediger Dahlke an. Bei ihm absolvierte sie seit 2010 zudem Fortbildungen in Integraler Medizin und eine Ausbildung zur Atemtherapeutin.

Nähere Informationen zur Autorin finden Sie unter:

www.fastenundwandern.info

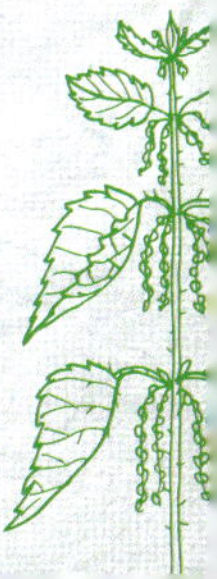

Bildnachweis

Bilder von der Bilddatenbank Shutterstock:
S.5 #139153031 (viki2win), S.7 #186025151 (Olga Mandra), S.8 #162204146 (vaivirga), S.13 #109833860 (Jag_cz), S.14 #261262940 (mythja), S.16 #146818328 (pilipphoto), S.17 #214377661 (Mona Makela), S.18 #160304153 (mama_mia), S.21 #147929441 (Konstanttin), S.24 #141852919 (Tatiana Mihaliova), S.28–32 #155889965 (msgrafixx), S.34 #206074843 (Balazs Kovacs Images), S.36 #276779972 (vaivirga), S.38 #283174499 (baibaz), S.40–41 #274324094 (TwilightArtPictures), S.42–43 #276528680 (KarinaK), S.45 #191955755 (Bildagentur Zoonar GmbH), S.46 #191953574 (Bildagentur Zoonar GmbH), S.51 #278567651 (id-art), S.52–53 #266482970 (nada54), S.54–55 #138324155 (Ansebach), S.56 #165235073 (Mostovyi Sergii Igorevich), S.58 #175319606 (Elena Elisseeva), S.61 #226293523 (saschanti17), S.62–63 #203382055 (Michael G McKinne), S.64–65 und S.67 #146188190 (Hilda-Weges Photography), S.68 #36698500 (Imre Guzmics), S.70 #273128489 (Vorontsova Anastasiia), S.72–76 #237681139 (El-van), S.77 #313230512 (Scisetti Alfio), S.78 #233807917 (mimohe), S.81 #238580671 (pilipphoto), S.88 #292385489 (vanillaechoes), S.89 #124634230 (pilipphoto), S.86 #11663227 (Michael Hare), S.90–91 #294304532 (Uriy), S.96 #191955488 (Bildagentur Zoonar GmbH), S.100–101 #154723709 (Chursina Viktoriia), S.102–103 #302612450 (13Smile), S.106 #282172409 (Transient Eternal), S.107 #312032867 (Grigorii Pisotsckii), S.109 #211860964 (Teri Virbickis)
Hintergrund auf allen Seiten: #106187423 (R-studio)
Schmuckelement auf S. 3–27, S. 33–37, S. 44–49, S. 56–59, S. 66–69, S. 77–79, S. 86–87, S. 95–97, S. 105–107, S. 110–112 #181051142 (Constantina Dirica), #311315804 (Foxyliam)
Schmuckelement auf S. 29, S. 41, S. 53, S. 63, S. 73, S. 83, S. 91, S. 101 #250606477 (Indigo Fish)
www.shutterstock.com

Bilder auf S. 82–85: ©Simone Vetters